中国医学科学院健康科普研究中心推荐读物

解密人体灰彩世界系列超声医学科普读物

超声菜鸟成长记

名誉主编　姜玉新

主　　编　张　波

中国协和医科大学出版社

北　京

图书在版编目（CIP）数据

超声菜鸟成长记 / 张波主编. —北京：中国协和医科大学出版社，2022.4（2024.7重印）.

ISBN 978-7-5679-1919-8

Ⅰ.①超… Ⅱ.①张… Ⅲ.①超声波诊断－基本知识

Ⅳ.①R445.1

中国版本图书馆CIP数据核字（2022）第034012号

解密人体灰彩世界系列超声医学科普读物

超声菜鸟成长记

主　　编：张　波
责任编辑：杨小杰
封面设计：许晓晨
责任校对：张　麓
责任印制：黄艳霞

出版发行：中国协和医科大学出版社
　　　　　（北京市东城区东单三条9号　邮编100730　电话010-65260431）
网　　址：www.pumcp.com
经　　销：新华书店总店北京发行所
印　　刷：北京建宏印刷有限公司

开　　本：889mm×1194mm　　1/32
印　　张：12.25
字　　数：275千字
版　　次：2022年4月第1版
印　　次：2024年7月第2次印刷
定　　价：78.00元

ISBN 978-7-5679-1919-8

编者名单

名誉主编　姜玉新（中国医学科学院北京协和医院）

主　　编　张　波（中日友好医院）

副 主 编　刘如玉（航空总医院）

　　　　　　　薛　军（应急总医院）

　　　　　　　韩　晶（首都医科大学附属北京佑安医院）

编　　者（以姓氏笔画为序）

　　　　　　　马姣姣（中日友好医院）

　　　　　　　王　莹（中国医学科学院北京协和医院）

　　　　　　　王　铭（中国医学科学院北京协和医院）

　　　　　　　韦　瑶（中国医学科学院北京协和医院）

　　　　　　　刘真真（中国医学科学院北京协和医院）

　　　　　　　汤珈嘉（北京协和医学院）

　　　　　　　孝梦甦（中国医学科学院北京协和医院）

　　　　　　　李梦媛（中日友好医院）

　　　　　　　张晓燕（中国医学科学院北京协和医院）

　　　　　　　陈　洁（中日友好医院）

　　　　　　　周彤彤（中日友好医院）

　　　　　　　赵瑞娜（中国医学科学院北京协和医院）

高泽燕（深圳市第二人民医院）

高璐滢（中国医学科学院北京协和医院）

席晓萍（中国人民武装警察部队北京市
　　　总队医院）

席雪华（中日友好医院）

鲁　嘉（中国医学科学院北京协和医院）

魏　伟（中日友好医院）

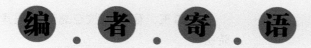

编·者·寄·语

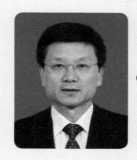

姜玉新，博士，北京协和医院超声医学科主任医师，博士生导师

严谨、求精、勤奋、奉献，做人民的好医生！

张波，博士，中日友好医院超声医学科主任医师，北京协和医学院博士生导师

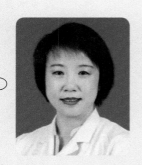

每一个面对患者的微笑，每一幅精雕细琢的图像，每一个病例的认真诊治，每一次对同事的出手相助，都是超声医生无言的爱的表达。科学济人道，仁爱普世昌。

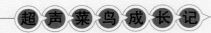

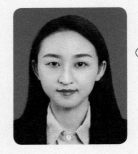

刘如玉，硕士，航空总医院超声科住院医师

努力从小菜鸟历练成大师，秉持着侠肝义胆，从此仗着超声探头走天涯！

薛军，硕士，应急总医院心脏超声室主治医师

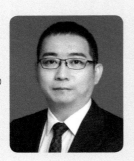

超声不是万能的，离开它却万万不能！

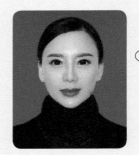

韩晶，博士，北京佑安医院超声科主治医师

来吧，和你肝胆相照！聊聊你熟悉的心、肝、脾、胆、肾在我的探头下的模样！

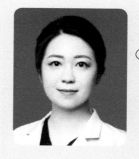

王莹，博士，北京协和医院超声医学科主治医师

赠人玫瑰，手有余香。医生是最幸福的职业。

王铭，博士，北京协和医院超声医学科主治医师

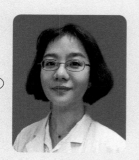

奇妙的超声波打开了直观疾病的一扇窗，希望一段浅短超声科普知识能为患者解答疑惑。

韦瑶，博士，北京协和医院超声医学科主治医师

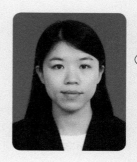

小探头，大智慧；
我们的双手，临床的眼睛；
秉承执着的理念，为患者书写健康。

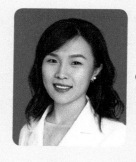

马姣姣，硕士，中日友好医院超声医学科主治医师

尊重生命，崇尚科学。

刘真真，博士，北京协和医院超声医学科主治医师

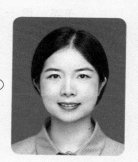

破除迷雾，还原真相，医患携手，共克病魔！

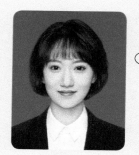

汤珈嘉，在读博士研究生，北京协和医学院超声医学专业

"不看外表却以貌取人，志窥本质是见微知著"，我们手握小小探头，做一个超凡脱俗的探索者！

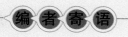

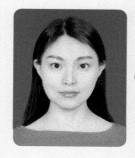

孝梦甦，博士，北京协和医院超声医学科副主任医师

超声是筛查的好工具，诊断的好助手，医生的好眼睛，患者的好朋友。掌握好超声技术，开启探索医学之门。

李梦媛，在读硕士研究生，中日友好医院住院医师规范化培训学生

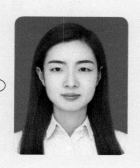

用简单的对话、生动的图片，带你打开超声世界的大门，关注健康，从点滴做起。

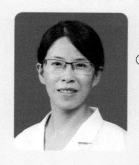

张晓燕，博士，北京协和医院超声医学科主治医师

用声音看世界，用心读超声万象。

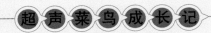

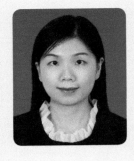

陈洁，博士，中日友好医院超声医学科住院医师

超声波，无辐射，助诊疗，守健康。

周彤彤，硕士，中日友好医院超声医学科住院医师

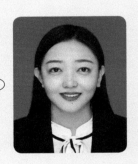

小小探头包罗万象。从小处着眼，在细节中发现，让超声成为广大患者的健康基石。

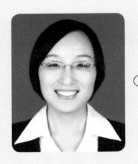

赵瑞娜，博士，北京协和医院超声医学科主治医师

感谢您见证了我的成长，我将尽力守护您的健康。

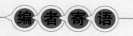
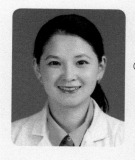

高泽燕，硕士，深圳市第二人民医院超声科主治医师

用超声的眼睛发现病灶，并引导微创治疗。小探头，大作用。

高璐滢，博士，北京协和医院超声医学科主治医师

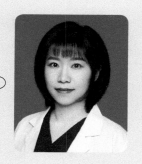

患者是我们最好的老师，诊床上的患者和我们一样期待着明晰的诊断和温暖的笑容，待患者如亲人的初心，让我们对超声工作充满了敬畏，对未来的医学道路充满了希望。

席雪华，硕士，中日友好医院超声医学科住院医师

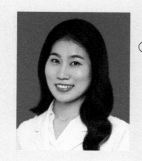

像福尔摩斯般捕捉任何不寻常的蛛丝马迹，一"探"究竟。

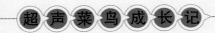

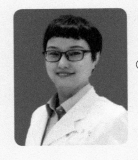

席晓萍，学士，中国人民武装警察部队北京市总队医院医学影像科主任

小小超声探头是我们拨云探物的"眼睛"，也是大家促健康保幸福的"法宝"。

鲁嘉，博士，北京协和医院超声医学科副主任医师

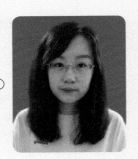

超声的"超人"们都具有超能力，超级贴近您的心。

魏伟，在读硕士研究生，中日友好医院住院医师规范化培训学生

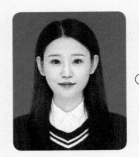

超声水赋
上善若水，厚德载物。
以水为介，探测病体。
方寸之间，临床灯塔。
筑梦超声，献礼中华。
健康科普，医爱同行。

序

习近平总书记指出，"科技创新、科学普及是实现创新发展的两翼，要把科学普及放在与科技创新同等重要的位置。"作为建设创新型国家的一项重大战略任务，加强科普能力建设、提高公众科学素质是实现中华民族伟大复兴的根本基础。

医学科普是老百姓真正需要、最感兴趣的内容。超声作为老百姓接受最多的影像学检查，高效、便捷、诊断准确性高，从健康查体到门诊检查、住院治疗，都离不开这项检查。随着超声仪器设备的进步，成像技术条件的变革，检查项目和检查部位越来越繁多，由于医学知识具有专业性较强的特点，患者在超声检查过程中会面临很多疑问和困惑，但繁忙的工作和有限的时间使超声医生难以一一解答；另外，在目前的信息化时代，获取知识的途径很多，如何在纷繁复杂、多如牛毛的信息中筛选出准确可信的部分，是一个难点。因此，我们提倡让专业的人士来做科普，保障其科学性和严肃性。但如何能把科普做到老百姓的心坎上，摆脱教科书的模式，使科普作品喜闻乐见，充满趣味，这是专业人士需要面临的挑战。

本书作者大多是正在或曾经在北京协和医院学习和工作的年轻医生，他们勇敢地承担起了超声科普的重任，认真研究科普理论、规律、方法，不断调整章节内容，力争贴近百姓生活，在保证内容的知识性、科学性、普及性的同时，竭力优化表达形式，以诙谐幽默的人物形象、生动的故事情节，把枯燥的超声知识用浅显的语言、缜密的逻辑清晰表达出来。他们是一群具有很高专业素养、思维活跃、热爱科普的年轻超声医生，希望广大读者能够喜欢他们的这本作品。

这本科普书从策划、撰写到付梓历时四年之久，2022年是

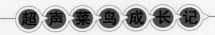

我国"十四五"规划的起航之年，亦是北京协和医院跨入第二个百年的开局之年，盼本书的出版能够在弘扬科学精神、营造和谐就医氛围、提升公众科普意识等方面作出贡献。因其活泼新颖的漫画表达形式，希望能在激发青少年群体对超声医学领域的关注和兴趣方面发挥些许作用。

做好医学科普工作是所有医学生和医生的责任，医患同行，携手一起向未来！

姜玉新

2022年2月10日

前　言

　　健康是人类的基本需求和高品质生活的保障，我国
"十四五"规划纲要中对加强公共卫生服务体系建设、普及健
康教育、实施国民健康行动计划等做出部署，全民健康科普任
重道远。为了响应习近平总书记科学普及和重用科技人才的号
召，向大众普及医学超声知识，弘扬科学务实精神，传播医学
生活常识，倡导科学学习方法，提高公众健康素养，把健康理
念、健康知识、健康技能传授给公众，我们从实际临床工作和
教育教学出发，鼓励科室优秀青年医生记录自己日常工作中所
看、所遇、所学的一些常见超声病例并编辑成书——《超声菜
鸟成长记》。

　　本书借用耳熟能详的经典名著、神话传说的人物，以"情
景故事"形式，从疾病的灰阶和彩色多普勒超声声像图、发生
机制、病理生理演变及临床诊疗过程等四个方面阐述，让神秘
的超声医学变得生动、有趣、易学、易记。本书不仅是年轻医
生系统学习超声诊断的好帮手，还是社会大众了解疾病、超声
应用的便利窗口，更是广大青少年探索医学未知神奇世界的良
好启蒙读物。

　　本书三大亮点：其一，受众范围广。本书将专业术语通
俗化，上至老年人，下至孩童，无论超声专业人士还是非超声
专业人士，均能受益于本书。其二，形式新颖。本书突破传统
的科普方式，采用"手绘""电子板绘"漫画故事的形式呈现。
其三，可读性与科学性兼具。本书由青年超声医生创作，医学
专家把关。不仅有专业的超声和临床医学知识及临床真实图
像，还有生动诙谐的故事情节和精彩写实的漫画人物，同时将
专业内容与现实中实物做类比，摆脱枯燥文字，图文并茂，专

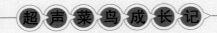

业而不失水准,简单而不失精髓,严谨而不乏趣味。

感谢参与本书创作的诸位超声大咖、指导老师和优秀住院医师,感谢参与本书绘图的漫画师。

张　波

2021年12月

目　录

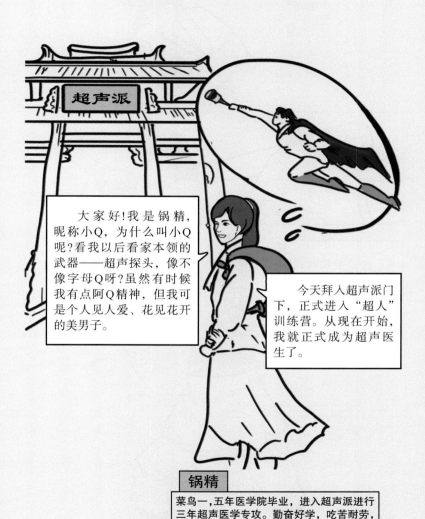

超声派

大家好!我是锅精,昵称小Q,为什么叫小Q呢?看我以后看家本领的武器——超声探头,像不像字母Q呀?虽然有时候我有点阿Q精神,但我可是个人见人爱、花见花开的美男子。

今天拜入超声派门下,正式进入"超人"训练营。从现在开始,我就正式成为超声医生了。

锅精

菜鸟一,五年医学院毕业,进入超声派进行三年超声医学专攻。勤奋好学,吃苦耐劳,不过偶有木讷。

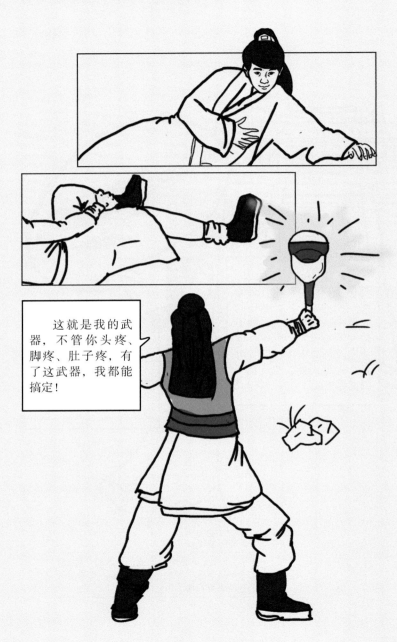

这就是我的武器，不管你头疼、脚疼、肚子疼，有了这武器，我都能搞定！

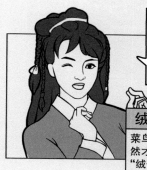

大家可别听他的，他是新来的，我才是能给你们从头看到脚的那个小师姐。

绒儿

菜鸟二，师父的得意门生，古灵精怪，双商在线，虽然才入门一年，已成为徒弟们中的佼佼者，江湖人称"绒爷"。

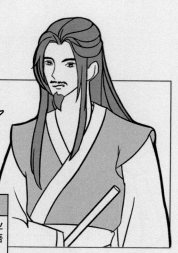

你们才入行，可别得意忘形。超声看似能简单入手，但里面的学问深着呢！你俩路且长着呢！得用心跟着师父我学习。

慧大师

超声专业大咖，经验丰富，见解独到，专业精通，诊断各种疑难杂症不在话下。平时语言犀利，弟子们敬而惧之。

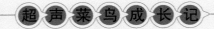

天蓬元帅来体检
脂肪肝

又到了天庭一年一度的体检时间，我这身体能有啥事？吃啥啥香，睡眠饱饱。

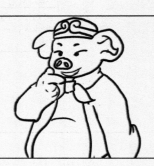

天蓬元帅，你是不是取经归来就不怎么运动了？你这是典型的重度脂肪肝哦！

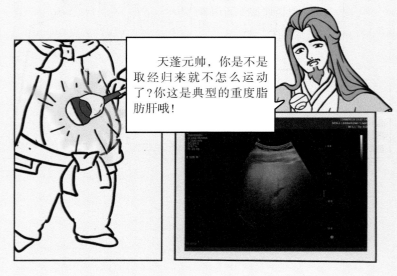

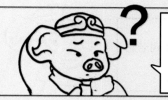

和平年代我不需要运动啊!慧大师,你怎么才把探头放到我肚皮上就说我有脂肪肝啊?

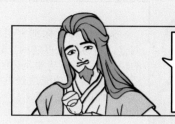

我看脂肪肝跟你打妖怪一样简单。

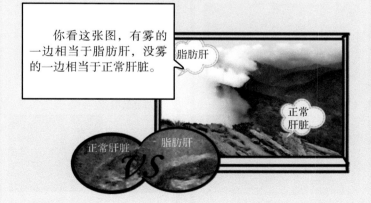

你看这张图,有雾的一边相当于脂肪肝,没雾的一边相当于正常肝脏。

脂肪肝

正常肝脏

正常肝脏 脂肪肝 VS

那你咋一下就说我重度了？吓到老猪我了！

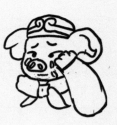

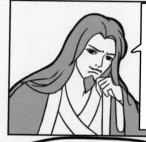

天蓬元帅，你别害怕啊！只要你及早调整，脂肪肝是可逆的。超声评估脂肪肝的轻、中、重度主要是凭医生的主观感觉，还需要结合肝功能或磁共振扫描等评估，你看下面的图就知道了。

知识点

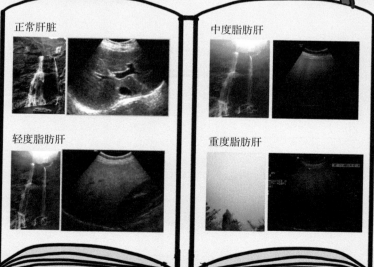

正常肝脏

中度脂肪肝

轻度脂肪肝

重度脂肪肝

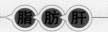

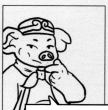

脂肪肝就是肝内脂肪蓄积过多，大部分得脂肪肝的人都胖，当然也有少部分瘦人。

那我为什么会得脂肪肝呢?是因为胖吗?

正常肝脏　　脂肪肝

形成脂肪肝的主要原因

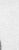

营养过剩

酗酒

久坐不动

糖尿病

摄入过多的营养物质转化成脂肪进入肝脏，肝脏处理不了，形成脂肪肝

酒精进入人体是在肝脏进行代谢，过多的酒精摄入导致肝细胞的脂肪分解、代谢功能发生障碍，引起肝内脂肪沉积

大多数脂肪肝患者不爱运动，导致脂肪聚集于肝脏

干扰机体脂肪代谢，引起脂肪肝

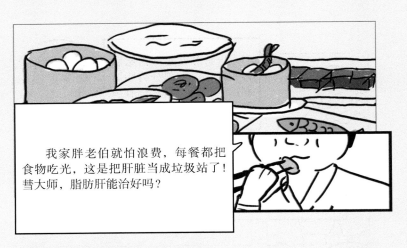

我家胖老伯就怕浪费，每餐都把食物吃光，这是把肝脏当成垃圾站了！彗大师，脂肪肝能治好吗？

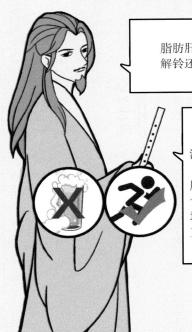

脂肪肝是可逆的。
解铃还需系铃人！去除诱因是关键。

长期酗酒导致的脂肪肝，戒酒后脂肪肝可逐渐消退。
血脂水平高、运动少导致的脂肪肝，通过降血脂、合理膳食、坚持体育锻炼、控制体重增长，肝转氨酶水平多可恢复正常。

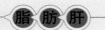

那不吃肉只吃青菜，快速减肥，不就没有脂肪肝了？

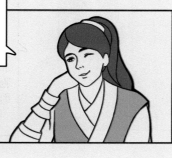

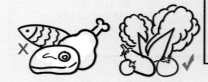

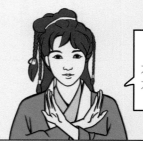

不行！快速减肥，尤其是只吃青菜、不吃肉这样的低蛋白饮食，极易造成营养不良。

肝脏是脂肪代谢的主要器官，当蛋白摄入不足时，我们身体内由蛋白质组成的酶就会减少或失活。

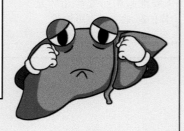

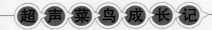

酶是什么呢?如果把肝细胞当成汽车,那么酶就相当于汽车发动机和汽油,酶少了或者没有了,一方面肝细胞的动力不足,运不走脂肪;另一方面脂肪代谢受阻,堆积在肝细胞内。

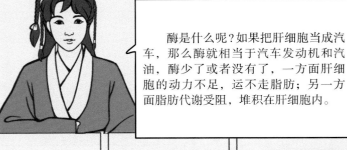

另外,肝细胞缺氧等损害导致的脂肪变性也使肝细胞的生存状态恶化,长此以往,肝细胞就只有死翘翘啦(肝细胞脂肪变性和坏死)!所以,这样的减肥方式不可取哦。

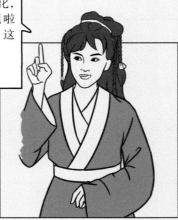

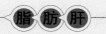
减轻脂肪肝的合理膳食

提高蛋白质摄入量

瘦肉（瘦牛肉、猪里脊等）、鱼、虾、蛋类、益生菌酸奶、低脂牛奶、大豆、豆制品等均是优质蛋白质来源。

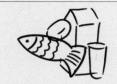

控糖控主食

尤其对于糖尿病患者。主食要粗细搭配，多选择杂粮，如玉米、燕麦、豆类。面条、稠粥、蜂蜜、含糖量高的水果尽量不要吃。

控油控胆固醇

避免动物油，选择植物油，并且炒菜要少油；胆固醇高的食物如蛋黄、鱿鱼、动物内脏不要吃。

保证充足的维生素和矿物质

蔬菜、水果含有的维生素和矿物质可以促进肝细胞修复，赶走肝内脂肪。

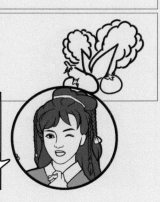

如果脂肪肝不好好控制，也会发展为脂肪性肝炎、肝纤维化和肝硬化。到那种程度神仙也救不了。

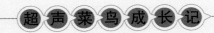

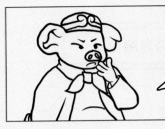

脂肪肝怎么还会纤维化，还形成肝硬化？我听说肝硬化了，人的脸色都会变黑，就离死不远了！

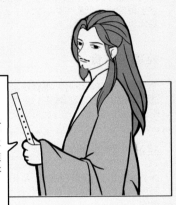

因为长期肝细胞内大量脂肪堆积，使其血液供应、氧气供应及自身代谢受到影响，造成肝细胞大量肿胀、炎症浸润及变性坏死，肝脏进一步纤维化，形成肝脏假小叶，逐渐成为肝硬化。

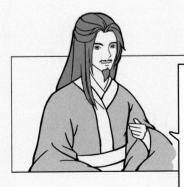

慢性嗜酒者近60%有脂肪肝，约30%的酒精性脂肪肝可发展为肝纤维化，10%～40%发展为肝硬化。

非酒精性脂肪肝发生肝纤维化的发病率为25%，1.5%～8.0%的患者进展为肝硬化。

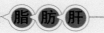

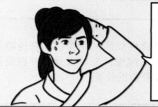

师父，我们超声可以看到肝硬化，可是怎样评估脂肪肝的纤维化呢？如果能看出来就可以早点警示脂肪肝患者们了！

可以的，虽然脂肪肝纤维化的诊断金标准是肝活检，但我们的新武器——超声弹性成像可以告诉我们要看的东西硬度。肝纤维化后质地就会变硬，纤维化程度越重，质地就越硬。

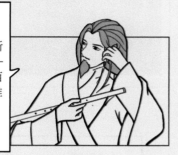

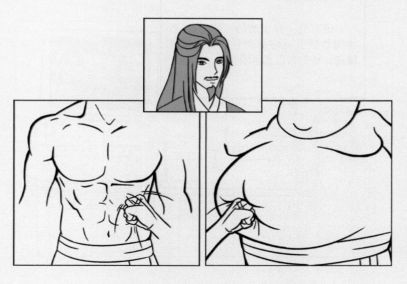

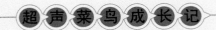

这就是超声弹性成像的图像，在普通超声的基础上加上弹性成像，就可以通过颜色或测量出的数值评估肝脏的硬度。

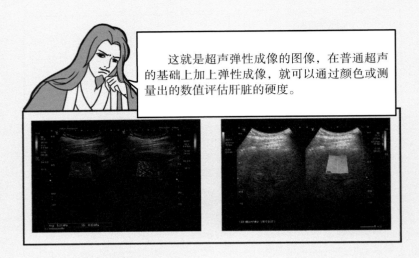

还有更一目了然的"神器"，直接用数值告诉你是否有脂肪肝或纤维化，让你自己都能看懂。

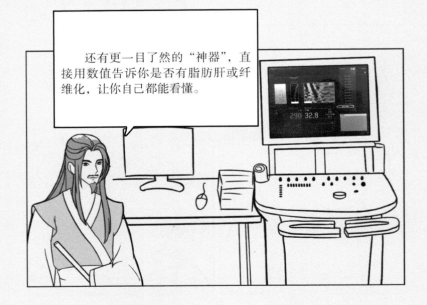

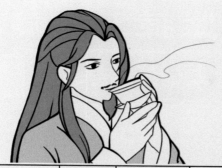

	正常	轻度纤维化	显著纤维化	肝硬化
纤维化（kPa）	＜7.0	7.1～9.4	9.5～13.5	＞13.6
	正常	轻度脂肪肝	中度脂肪肝	重度脂肪肝
脂肪肝（dB/m）	＜238	239～259	260～292	＞293

甚于紧箍咒之痛
输尿管结石

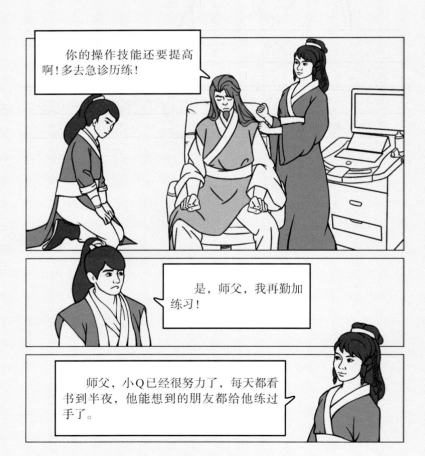

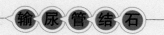

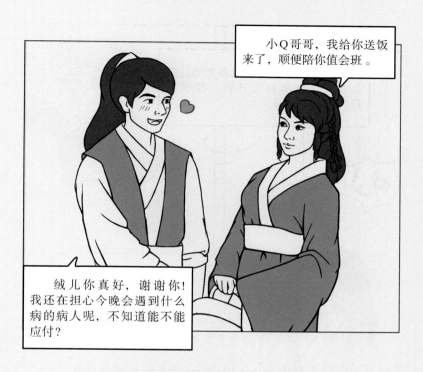

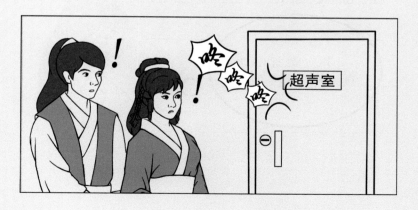

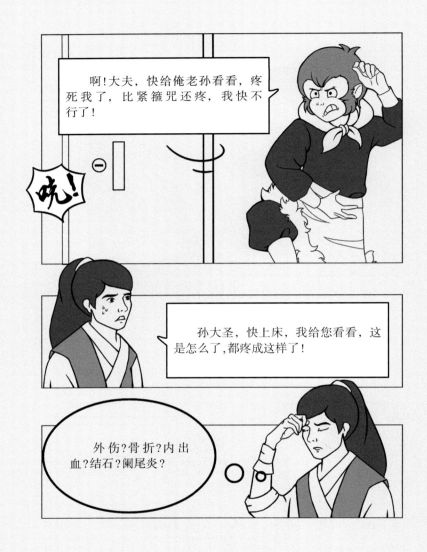

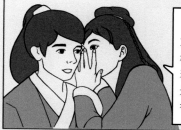

小Q哥哥，别担心，这个问题不大，你看他捂着左腰部疼成那个样子，十之八九是肾结石。如果捂着右边，还需要排除阑尾炎。如果是女性患者，要排除异位妊娠（俗称"宫外孕"）或卵巢黄体破裂了。

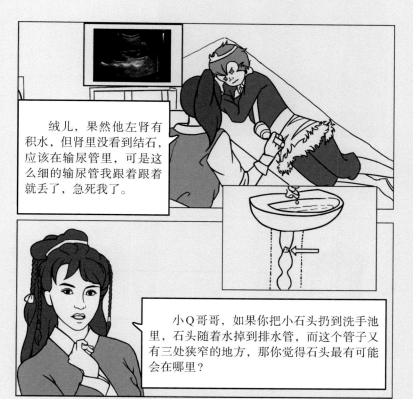

绒儿，果然他左肾有积水，但肾里没看到结石，应该在输尿管里，可是这么细的输尿管我跟着跟着就丢了，急死我了。

小Q哥哥，如果你把小石头扔到洗手池里，石头随着水掉到排水管，而这个管子又有三处狭窄的地方，那你觉得石头最有可能会在哪里？

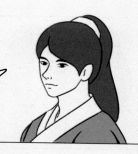

对哦!那最有可能在狭窄的地方。输尿管有三个生理性狭窄:肾盂输尿管连接处、输尿管跨越髂血管处和输尿管膀胱壁段。那我先在这三个地方找找。

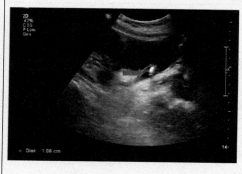

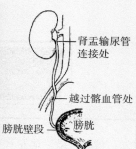

肾盂输尿管连接处

越过髂血管处

膀胱壁段　　膀胱

绒儿,果然在最后一个狭窄处找到了!

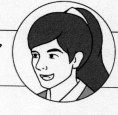

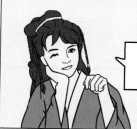

对哦!小Q哥哥还是很聪明的!

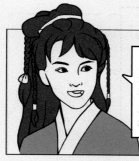

这个是很典型的输尿管结石。如果有少数比较细小的结石从肾里掉到输尿管，但没有造成输尿管梗阻，这样就不会发生肾积水，再加上输尿管又十分纤细，单用超声就很难诊断了。

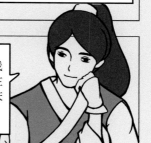

是的。这时候就需要结合放射科的X线或CT片子了，不过也有少数种类的结石在片子上是不显影的，这时候就只能靠临床大夫的经验诊断了。

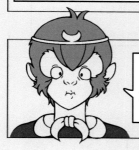

是结石吗?我是石头里蹦出来的猴子，难道要变回石头?

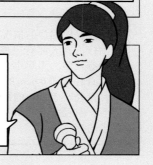

孙大圣，您别着急，不是变成石头，是您的肾脏里钙质沉积，逐渐堆积形成了小结石。

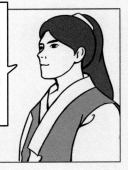

肾结石的形成主要有三个原因：第一，代谢异常，即体内形成结石的物质增加、尿的酸碱性改变、抑制结石产生的物质减少、尿量少等；第二，尿路梗阻、感染或尿路存在异物；第三，一些药物，如氨苯蝶啶、乙酰唑胺、维生素D、维生素C和皮质激素等会导致结石。

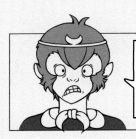

那我怎么除掉这个结石啊？

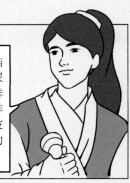

需要根据您的情况进行个体化治疗。结石治疗方式大体有三种，如果结石以下的尿路没有梗阻，多喝水一些小结石就能自行排出；直径小于0.6cm的结石也可以用药物排石，直径小于2cm的结石可以用体外冲击波碎石，直径大于2cm的结石需要不同程度的手术治疗。

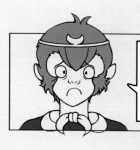

那我以后需要注意些什么吗?再也不想这么痛了。

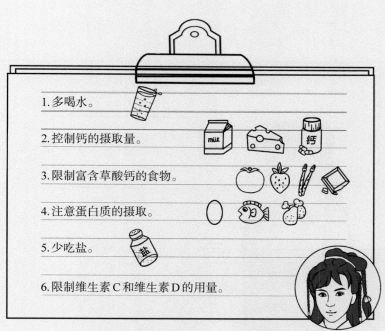

1.多喝水。

2.控制钙的摄取量。

3.限制富含草酸钙的食物。

4.注意蛋白质的摄取。

5.少吃盐。

6.限制维生素C和维生素D的用量。

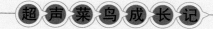

勤学好问的文曲星

胆囊疾病

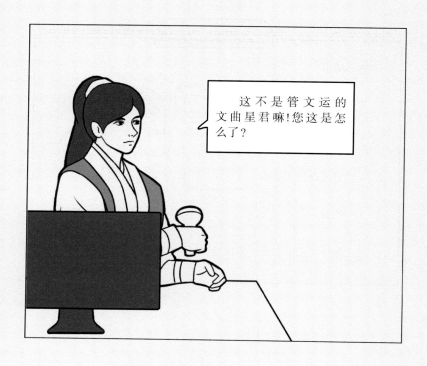

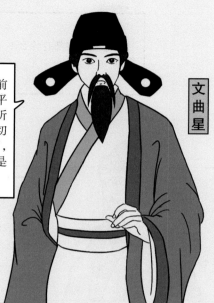

小Q大夫，叨扰了。之前天庭体检说我胆囊有问题，平时也不痛就没重视。前两天听说二郎神胆囊里有结石，还切除了胆囊，我这心里就没底了，想让您帮我瞧瞧，我的是不是也需要切除？

文曲星

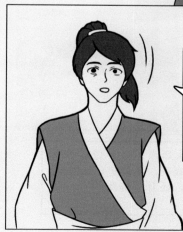

好的。您别担心，现在胆囊结石的患者很多，胆囊结石的发病率大约为10%，其中约50%有临床症状。但不是每一个胆结石患者都要切除胆囊。我先帮您看看，然后看情况再定。

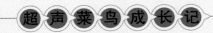

您平时腹部有什么不舒服吗？

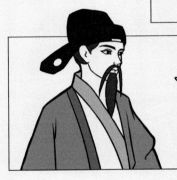

我有时候觉得腹胀，消化不好，尤其是饱餐或者吃了油腻食物后，就会右上腹痛。这是怎么回事呢？

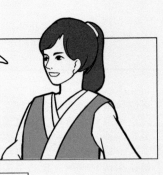

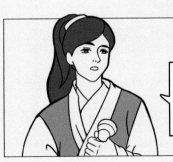

从超声上看，您这是慢性胆囊炎，胆囊壁有些增厚、毛糙，还有一些少量的胆泥淤积。

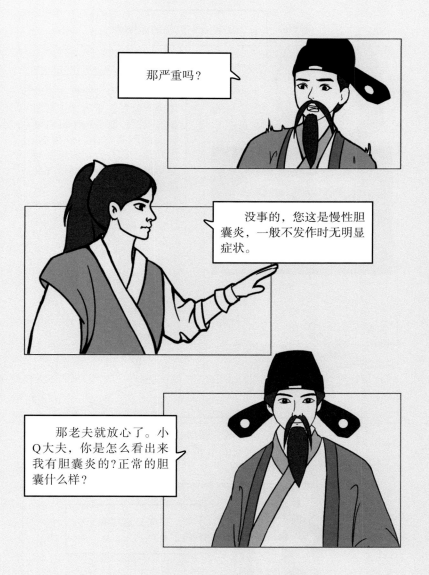

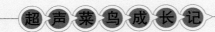

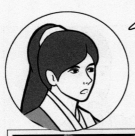

那我就来跟您解释一下。

左图上方为胆囊的正常超声声像图，下方为正常胆囊解剖图。胆囊位于肝右叶脏面的胆囊窝内，分为底、体和颈三部分，胆囊纵断面呈梨形，横切面呈圆形或椭圆形。

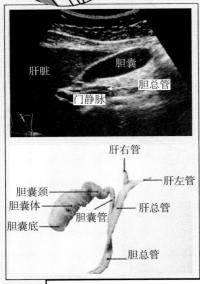

肝脏　胆囊　胆总管　门静脉

肝右管　肝左管　胆囊颈　胆囊体　胆囊管　肝总管　胆囊底　胆总管

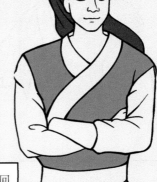

正常胆囊轮廓清晰，囊壁回声较肝脏略高，囊壁光滑整齐，显示为典型的囊性结构。

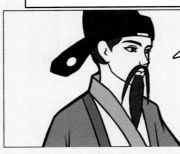

原来是这样啊，明白了！

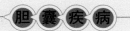

小Q大夫，是不是俺命好？我记得有一次和仙友一起喝酒吃夜宵，我的一个弟子就突然右上腹疼痛、呕吐，还发热，我们赶紧带他去急诊，医生说也是胆囊炎，我这也是胆囊炎，为什么不一样呢？

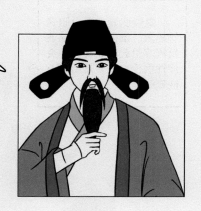

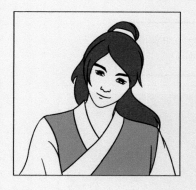

您弟子应该是急性胆囊炎。胆囊炎分为急性胆囊炎和慢性胆囊炎。

那他这急性胆囊炎怎么得的呀？

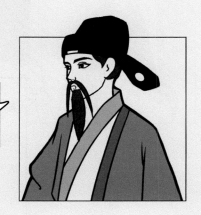

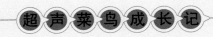

急性胆囊炎是由胆囊管梗阻、细菌感染或胰液反流等引起的胆囊急性炎症性病变，大多是由结石嵌顿引起。

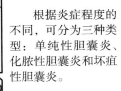

根据炎症程度的不同，可分为三种类型：单纯性胆囊炎、化脓性胆囊炎和坏疽性胆囊炎。

原来急性胆囊炎也分这么多种呀！

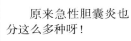

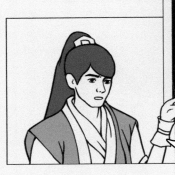

您看这就是单纯性胆囊炎，超声表现为：

1.胆囊增大，短径增大明显，轮廓线模糊。

2.胆囊壁增厚及水肿（呈"双边征"）。

3.胆囊触痛，即超声检查"墨菲征"阳性。

4.胆囊腔内常见结石或絮状物沉积。

5.胆囊周围伴低或无回声带。

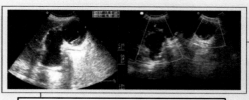

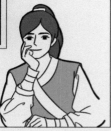

这个是急性化脓性胆囊炎。超声表现为：

1.胆囊壁弥漫性增厚，囊壁呈"双边影"，超声"墨菲征"阳性。

2.胆囊结石（颈部多见）。

3.胆囊增大。

4.胆汁透声差（点状、絮状）。

5.胆囊床炎性渗出。

最后一个是急性坏疽性胆囊炎，超声表现为：胆囊壁显著增厚，厚薄不均，胆囊内气体多重强回声，随呼吸运动闪烁移动。

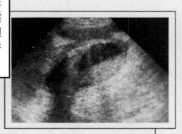

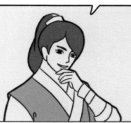

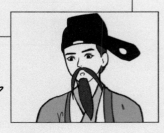

原来如此，这超声图作用可真大呢！

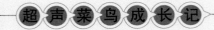

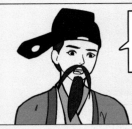

急性胆囊炎发作时可真痛苦，小Q大夫，我的会变成急性吗？我平时该注意些什么呢？

如果不注意的话，慢性胆囊炎会转变成急性胆囊炎。急性胆囊炎严重者可有轻度黄疸和腹膜刺激症状，很痛苦。

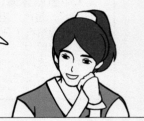

所以您平时要多注意饮食和生活习惯，不然容易导致胆囊炎发作。

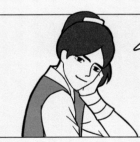

嗯，我一定听话。

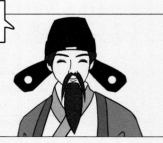

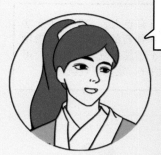

不过文曲星君，我看超声图发现您的胆囊中还有两个结石呢！

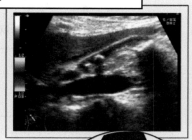

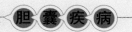

我这主司学习的文曲星真是"OUT"了，超声还能把石头看出来呢，看石头不是得拍片吗？

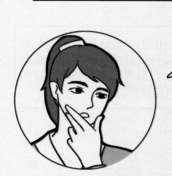

超声看结石也很灵敏。一般强回声的结石后方会出现一条像影子一样的黑带，即声影。结石的声影边缘锐利，宽度与结石的宽度基本一致。您这胆囊里有两个结石，最大的长约1.0cm。

真是一波未平一波又起！我这脆弱的胆囊啊！

小Q大夫，我这胆囊里的结石严重吗，能自己消失吗？吃点药能排出去吗？

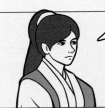

您这结石有点大，一般来讲无法通过药物达到排石的效果，只能借助手术治疗。不过您的症状不明显，可以采取保守治疗，定期复查就行。

小Q大夫，我看这超声图胆囊里的结石，我动身体，它也动，这是为什么呢？

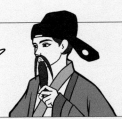

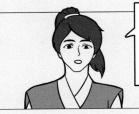

这是由于多数结石的比重大于胆汁，仰卧位时结石沉积于胆囊后壁，所以当患者改变体位时，容易引起结石的移动。

哦，是这样啊！

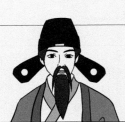

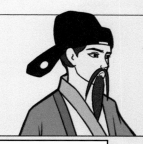

那我这胆囊里的石头还会变多吗？万一长满整个胆囊，那可怎么办？我好担心啊！

您真厉害呀！这您都能想到。还真有患者的胆囊腔内充满结石呢！我们称之为充满型胆囊结石。

一般表现为胆囊结石呈弧形或半月状的强回声带，后方伴较宽声影，致使胆囊后壁不显示，前方为增厚胆囊壁的弱回声。

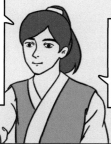

BGST

您看这个图，这就是"WES"征。

1是胆囊壁（W），2是结石（E），3是声影（S）。

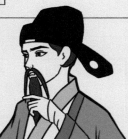

这石头真是各种形态呀，那还有什么样子的石头，我很好奇。

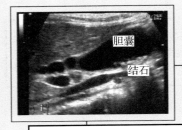

胆囊

结石

这石头好像水里的泥沙一样，还能动，真是大开眼界。

对呀，这是泥沙样胆囊结石：表现为沿胆囊后壁分布的厚薄不一的强回声带及后方较宽的声影。

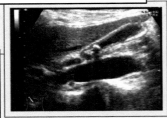

还有一种胆囊结石特别容易掉落——胆囊颈部胆结石。当结石嵌顿时，周围无胆汁衬托，结石的强回声显示不清，所以我们在给每一个患者检查时都要仔细认真。有时结石嵌顿在胆囊颈或胆囊管内，压迫肝总管并引起肝总管狭窄，导致梗阻性黄疸、胆绞痛、胆管炎的临床综合征称为Mirizzi综合征。

想不到胆囊结石还有这么多种类和检查门道呀？你们真是专业的。

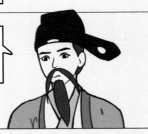

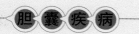

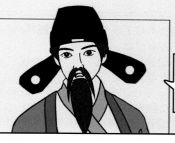

小Q大夫，我为什么就有胆囊结石了呢？

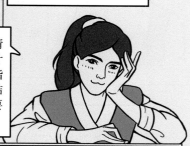

结石形成的原因不是完全清楚，但现在的科学研究表明与胆汁代谢有关。胆汁中胆汁酸、卵磷脂减少，胆固醇含量过多，都会让结石形成的概率增加。胆囊结石主要偏爱这么几类人：

1.女性和肥胖。

2.有家族史。

3.营养不足。

4.饮食不当：经常高热量、高胆固醇饮食。

5.胆道感染：胆道损伤。

6.其他疾病：如肝硬化、糖尿病等。

7.精神紧张。

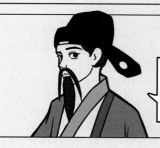

那胆囊结石危害大吗？是不是不痛就没事啊？

037

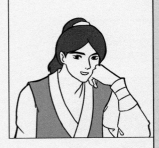

当然不是了，您要提高重视！胆囊结石的危害有很多：

1. 胆囊结石可能导致胆囊发炎、水肿，严重者感染化脓甚至穿孔。

2. 结石长期刺激胆囊，可导致胆囊萎缩、功能丧失，严重者还会瓷化胆囊。

3. 结石长期刺激胆囊，会导致胆囊癌变。

4. 如果结石进入胆总管，会导致急性炎症、肝功能损伤等。

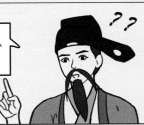

我这有了胆囊结石怎么办，需要怎么治疗呢？

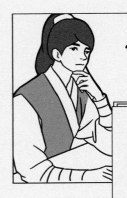

目前主要是有以下几种治疗方法：

1. 手术切除：对于有症状的胆囊结石患者，胆囊切除是目前最有效，也是最常用的方法。现在以腹腔镜手术为主。但不是所有的患者都适合手术治疗，临床上有相应的手术指征。

2. 药物治疗：根据具体情况服用不同原理的药物。

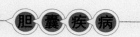

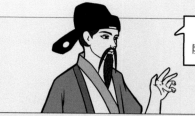

那有没有什么预防胆囊结石的办法呢？

　　积极的预防对胆囊结石起着极为关键的作用。主要注意以下几点：
　　1.健康的饮食习惯、定期的体育锻炼。
　　2.一些高危人群或体重迅速下降的患者要及时就医。

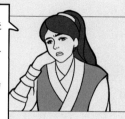

嗯，我回去就给大家普及一下！

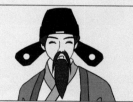

　　总之，胆石症要预防为主、治疗为辅、防治结合。

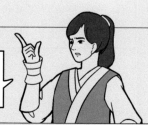

您的胆囊真的是太需要好好对待了。您还有胆囊息肉。您看，您的胆囊里有多个中等回声的凸起，均无声影，不随体位改变而移动。

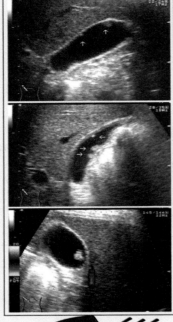

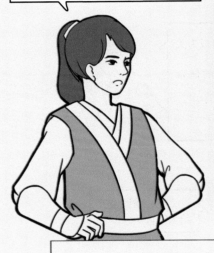

您可别吓我啊，小Q大夫!我怎么还有胆囊息肉啊，我的胆囊里怎么长了这么多东西?

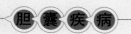

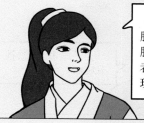

胆囊息肉样病变是胆囊壁向胆囊腔内凸起性病变的总称，主要包括非肿瘤性病变和肿瘤性病变两大类，前者无恶变倾向，后者有恶变倾向，发现后应及时切除。

真是太可怕了，小Q大夫。我的胆囊息肉严重吗？

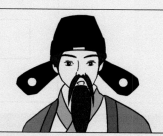

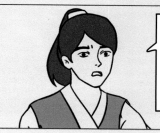

目前看您的胆囊息肉只须定期观察就行。如果长得过快，或者直径大于1cm，就容易发生恶变，这时您就需要高度重视了。

那我就放心啦！这胆囊息肉是不是也有很多种？

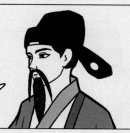

是的，每一种都有不同的特点。

非肿瘤性息肉：胆固醇性息肉、炎性息肉、腺肌增生症。

肿瘤性息肉：腺瘤性息肉、早期胆囊癌。

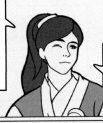

下面我给您挨个解释。

好的。

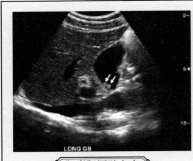

胆囊胆固醇息肉

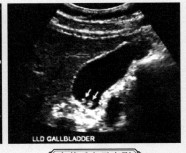

窄蒂后方无声影

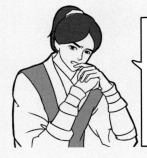

这是胆固醇性息肉，息肉常多发，多发生于胆囊体部，体积较小，胆囊形态大小正常，囊壁基底部较窄，或有蒂与囊壁相连，蒂细，息肉一般不超过1cm。炎性息肉一般较小，属于一种炎性病变，超声上没有什么特异性，一般通过抗炎治疗可以消失。

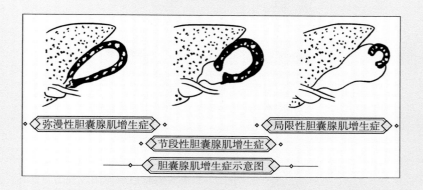

弥漫性胆囊腺肌增生症　　　　　　　局限性胆囊腺肌增生症

节段性胆囊腺肌增生症

胆囊腺肌增生症示意图

　　胆囊腺肌增生症病理表现为胆囊壁黏膜层增生和肌层增厚，黏膜上皮多处外突形成罗-阿窦，典型者窦扩大成囊，深入穿透肌层，一般不超过浆膜面。根据病变范围不同分为弥漫性、节段性和局限性。其中以局限性多见。本病好发于成年女性，病因不明，症状不明显。

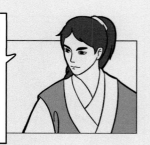

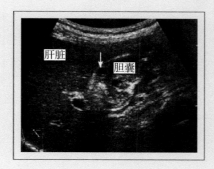

肝脏　胆囊

　　胆囊腺肌增生症声像图表现为胆囊壁增厚，可呈弥漫性、节段性或局限性增厚。增厚的胆囊壁内有小的圆形无回声囊腔，合并小结石时，显示为囊内斑状强回声后方伴"彗星尾"征。

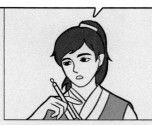

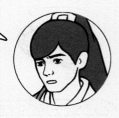

胆囊腺瘤为肿瘤性息肉，是最常见的胆囊良性肿瘤。肿瘤来自胆囊黏膜上皮，可发生于胆囊的任何部位。腺瘤可分为单纯性腺瘤和乳头状腺瘤，后者有恶变倾向。多见于女性。可无任何症状，合并慢性胆囊炎、胆囊结石时可表现为相应症状。

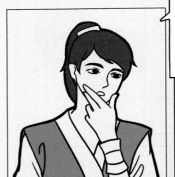

胆囊腺瘤超声声像图表现为自胆囊壁向囊腔隆起的乳头状或圆形强回声或中等回声结节，基底较宽，偶见有蒂，多发生于颈部和底部，可多发。平均直径较胆固醇性息肉大，但多数不超过15mm，直径＞15mm者应警惕恶性变可能。

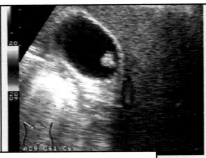

那这些胆囊息肉会有恶变的风险吗？

当然有可能了。

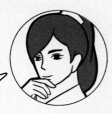

我们该怎么判断呢？

好 好 学 习

恶变的迹象主要有：

● B超检查发现胆囊息肉外形变化较大，呈菜花样或溃疡状。

● B超检查发现胆囊息肉根部过粗、过宽、过深或浸入胆囊肌层。

● 近期复查发现胆囊息肉增长率忽然增高且每月增长直径大于5mm。

● 胆囊息肉直径＞12mm且合并多发性胆结石。

● 胆囊息肉直径＞12mm且正规抗炎治疗胆囊炎症状30天无效者。

对直径＜5mm、无症状的胆囊息肉应半年复查一次B超。

一旦病变增大或症状明显，应立即进行手术治疗。

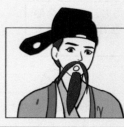

小Q大夫，那如果真的恶变了会有什么后果呢？

那胆囊癌的风险就会变高了！

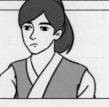

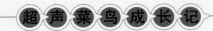

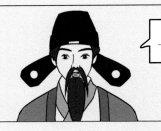

那您可以再给我科普一下胆囊癌吗？

当然可以啦。

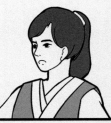

　　原发性胆囊癌是一种恶性程度较高的肿瘤。早期无特殊症状和体征，大多数患者当临床做出诊断时已有肝脏侵犯或远处转移，预后较差。

　　胆囊癌的晚期表现为右上腹持续疼痛、恶心、呕吐等非特异性症状。胆囊癌多发生在胆囊底部，其次为体部和颈部；多为腺癌，病理类型有腺癌、腺鳞癌、鳞癌、黏液腺癌、肉瘤样癌及癌肉瘤、神经内分泌癌。病理学类型以中低分化腺癌为主。

小Q大夫，那胆囊癌在超声上也有很多不同表现吧？

您不愧是学神，一通百通！胆囊癌超声声像图表现包含以下几种类型。

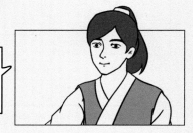

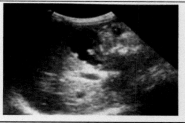
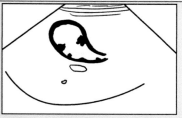

1.结节型：囊壁的癌瘤向胆囊腔内突出，形成结节状凸起，直径＞1cm，基底宽，边缘规则，呈分叶状或覃伞状，病变内部回声不均匀，多为弱回声或中等回声，有声衰减。若合并结石，可见结石的强回声，后方伴有声影。病变不随体位改变而移动。

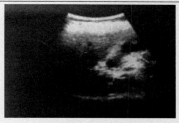
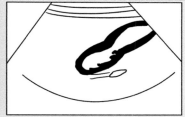

2.厚壁型：胆囊壁呈局限性或弥漫性不均匀增厚，常以颈部或体部为明显，回声多为高回声，整个胆囊僵硬、变形，胆囊外壁不光滑。内壁不均匀性增厚，粗糙或不规则。

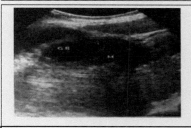
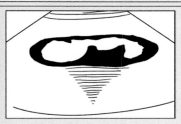

3.实块型：胆囊肿大，边缘不规则，胆囊的无回声缩小或消失，表现为胆囊内实性肿块，肿块多呈弱回声，内部回声不均匀；当其内部有结石时可表现为肿块内的团状强回声伴后方声影，癌肿向周围组织浸润生长，则胆囊轮廓显示不清，并与周围正常组织分界不清。

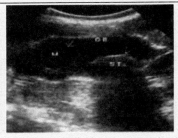
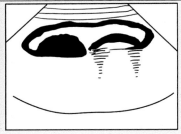

4.混合型：厚壁型和结节型同时存在，具有上述两型声像图表现，胆囊癌发展到晚期可见实质性不均质肿块充满胆囊腔，液体暗区消失。

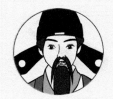

那我们在超声图像上怎么鉴别胆囊癌呢？

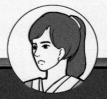

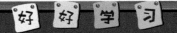

好好学习

1.小的结节型胆囊癌需要与胆囊息肉样病变鉴别：前者病灶基底宽，表面不平整，体积较胆囊息肉大，而胆囊息肉直径多小于1cm，蒂细。

2.厚壁型胆囊癌需与急慢性胆囊炎相鉴别；慢性胆囊炎胆囊壁多连续，而胆囊癌囊壁多不规则，连续性差。急性胆囊炎，特别是化脓性或坏疽性胆囊炎，胆囊壁增厚但厚壁光滑，仔细观察时可见囊内有脓液移动。

3.实块型胆囊癌需与肝脏或横结肠肿块相鉴别：实块型胆囊癌由于胆囊丧失了正常的形态，易与肝脏来源的肿块相混淆。结肠内肿块含强回声的黏膜腔和气体。

4.胆囊癌需与胆囊内无声影或声影不明显的堆积状泥沙样结石、陈旧性的稠厚胆汁团或脓团、凝血块等相鉴别。后者改变体位后均可移动。

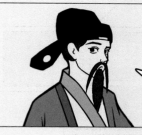

那胆囊癌是不是必须把胆囊切掉呢？

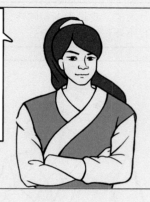

手术切除是胆囊癌最有效的治疗方式。然而，仅有少数患者在疾病早期确诊并通过手术得以根治。通常，还需配合放疗、化疗、靶向治疗及免疫治疗方案来提高患者的生存率和生活质量。

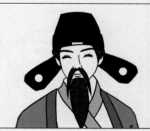

好的，这次可真是没白来，学习了这么多胆囊疾病知识。我要回去考考学生们，看他们知道多少，哈哈！

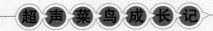

超声菜鸟成长记

西门庆腰痛
肾脏肿物

大夫，我最近老是腰疼，上厕所也不好！

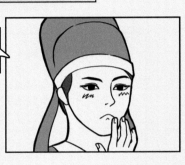

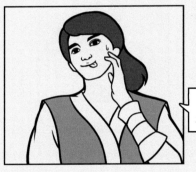

大官人，请在床上躺下，我来检查一下。

我怕年轻大夫给我看不好，要不给我换个有经验的老大夫？

嫌弃

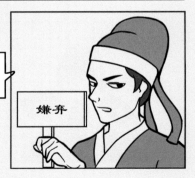

强行"卖萌"中

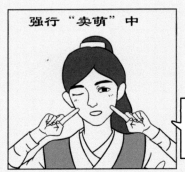

我先帮您看看，如果有问题我再请师父来会诊。

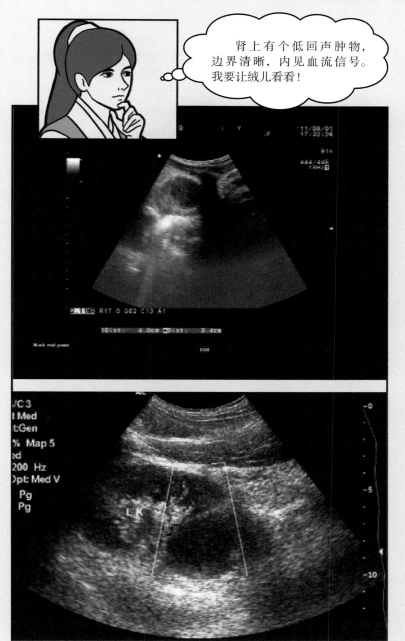

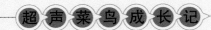

肾脏肿物，回声低，有血流，看来不太好吧？要不请师父会诊吧！

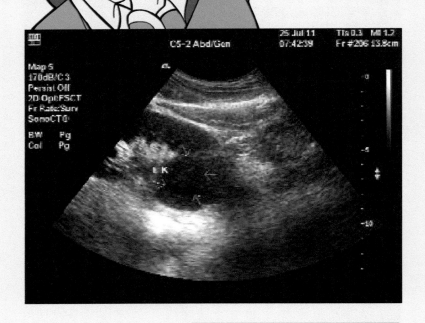

我也觉是，还是请师父来会诊吧！

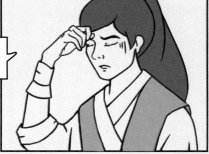

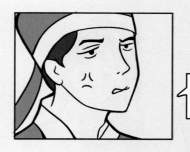

你们讨论半天都讨论些什么啊，急死我了！

你的肾上有肿物，我们在讨论是良性还是恶性。你最近是不是有尿频的症状？刚刚看了你的化验单提示炎症。急性局限性细菌性肾炎和肾脓肿可表现为肾脏占位性病变，超声和增强CT都不易将其与肾脏肿瘤鉴别，需要结合临床表现。不过根据我的经验看还是炎症病变可能性大！

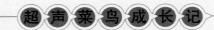

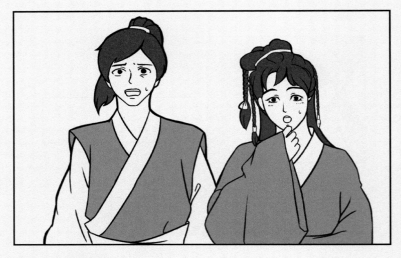

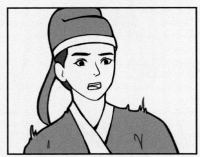

确实有尿频，那我回去找临床大夫再看看。看你们一脸慎重，吓死我了！

好的，我随后可能给你打电话随访，还请接听一下。

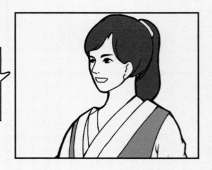

对于肾脏异常占位，我们得先确认这是肿物，然后再判别其良恶性。

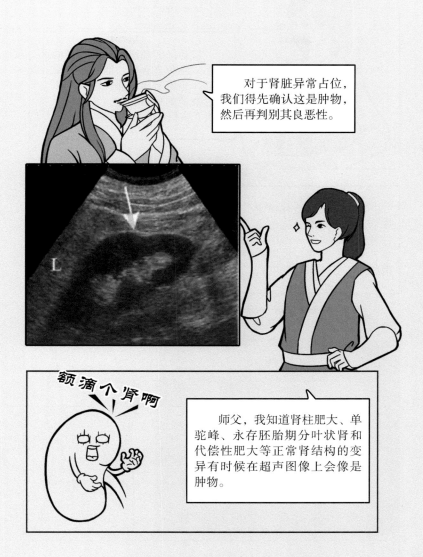

额滴个肾啊

师父，我知道肾柱肥大、单驼峰、永存胚胎期分叶状肾和代偿性肥大等正常肾结构的变异有时候在超声图像上会像是肿物。

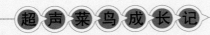

需要仔细观察二维声像图的形态，彩色多普勒、能量多普勒和超声造影可显示假性肿瘤与邻近肾皮质的血供相似，从而与肾脏真正占位性病变相鉴别。

肾脏良性肿瘤有腺瘤、嗜酸细胞腺瘤、血管平滑肌脂肪瘤、多小叶囊性肾瘤、肾素瘤、海绵状或毛细血管瘤、平滑肌瘤等。最常见的为血管平滑肌脂肪瘤，又称错构瘤。

肾血管平滑肌脂肪瘤

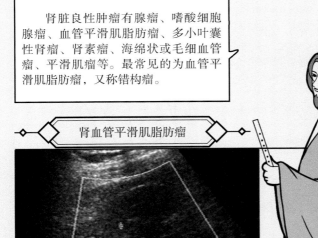

左肾实质内见高回声，边界清晰，未见明显血流信号。

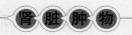

此外，肾脏炎性占位性病变可呈低回声、高回声或混合回声，部分血流丰富。从超声表现上有时难以和肾细胞癌鉴别，需结合实验室检查及临床表现加以判断。

肾脓肿超声图像

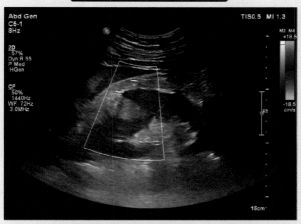

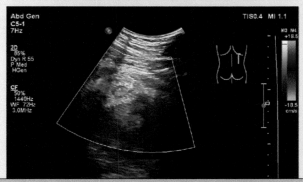

右肾上中部皮质内可见高回声，边界尚清，未见明显血流信号。

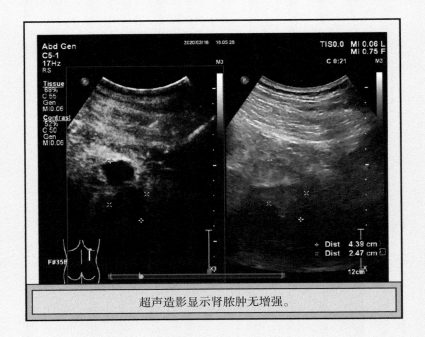

超声造影显示肾脓肿无增强。

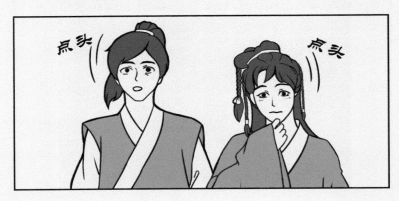

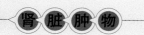

肾癌典型的临床三联征是血尿、腹痛和腹部包块，但仅见于不足10%的患者，约半数肾癌患者出现血尿。

囊实性肾癌

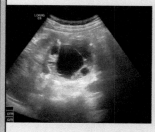
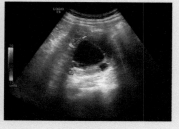

实性肾癌

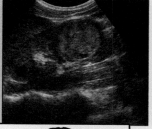
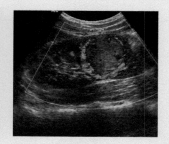

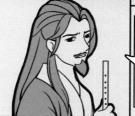

肾癌超声图像上多呈低回声，中高回声多见于小肾癌，若伴出血坏死则呈囊实性，血流多丰富，可呈环形或半环形。

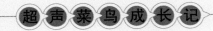

3个月后

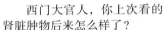

西门大官人，你上次看的肾脏肿物后来怎么样了？

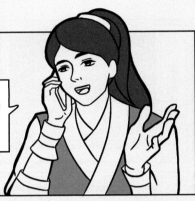

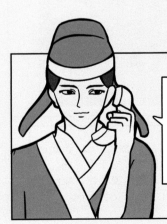

临床大夫看有肿块，还是新发的，做了增强CT不能除外恶性，就做了手术，术后病理报告显示炎性，大夫说是炎性假瘤，你们师父还真厉害！

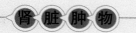

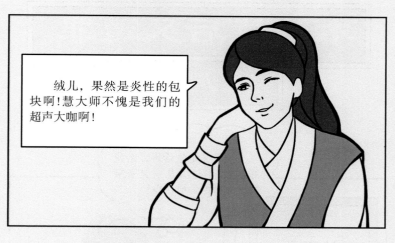

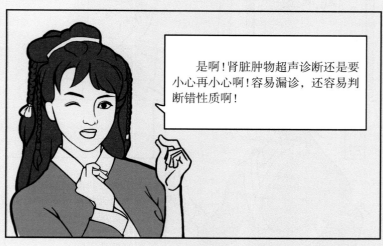

木兰战后又遭罪

阑尾炎

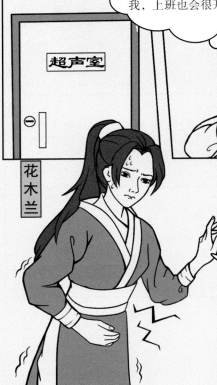

今天又是急诊班，给我好运吧！不过绒儿一会来陪我，上班也会很开心！

超声室

花木兰

大夫，我昨天肚脐周围痛，到今天越来越痛，疼痛的位置变成右下腹，现在还发低烧、恶心、呕吐，您快给我好好看看吧！

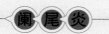

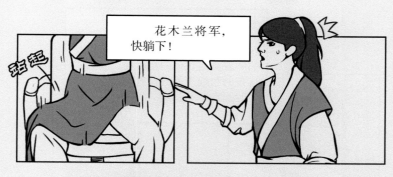

花木兰将军，快躺下！

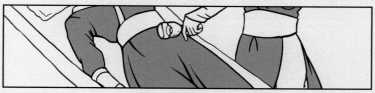

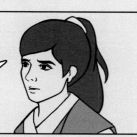

绒儿，我的探头滑到她右下腹这里能感觉到明显的腹肌紧张，疼痛更加明显，好像阑尾炎啊！

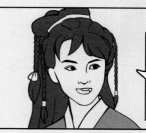

小Q哥哥，你知道吗？扫查阑尾可是有技巧的，请听绒儿细细道来。

阑尾是盲肠的一个小尾巴，盲肠是大肠连接小肠的部位，所以我们顺着满是气体的粗大肠，找到它连接的较细小肠的位置，在其周围一般就能找到阑尾。

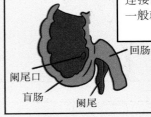

回肠

阑尾口

盲肠　阑尾

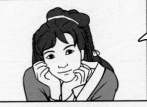

当然，不是所有的阑尾超声都能看见，一些肥胖和积气的患者和位于盲肠后方的阑尾超声常显示不清。

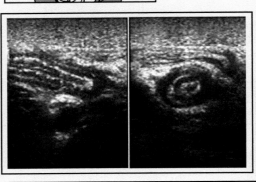

呀!我找到了，右下腹可以看到增粗的指状肠管，短轴呈靶环状，宽度超过了7mm，一端开口于盲肠，另一端是封闭的，周边还有少许渗出的液体。

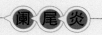

确实很像手指和我经常打的靶环！

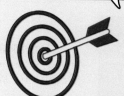

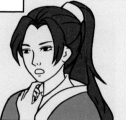

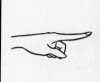

只要是阑尾炎都长这样吗？

正常阑尾超声图像

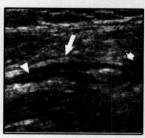

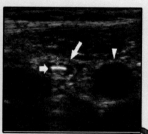

- 左图为长轴，管腔可塌陷，内可以含气体、粪石和少量液体
- 右图为短轴，椭圆，直径＜5mm，侧方箭头为髂外动脉

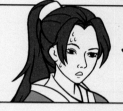

不是的，阑尾炎超声表现各有差异。

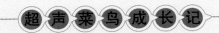

急性单纯性阑尾炎

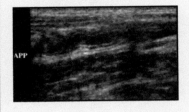

轻度肿胀的管状结构，直径为6～10mm，阑尾壁增厚，层次尚清晰，腔内呈无回声。

化脓性阑尾炎

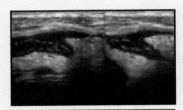

阑尾穿孔后，阑尾壁连续性中断

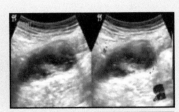

阑尾失去正常形态，可见一混合回声包块

阑尾张力增高，阑尾肿胀明显，呈囊袋样改变，直径常大于10mm，阑尾壁增厚，模糊，管腔内可见脓性光点样回声。

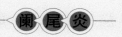

坏疽性阑尾炎

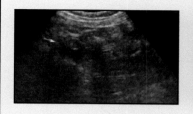 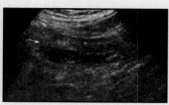

阑尾壁增厚，不连续，轮廓不清，呈不规则低回声区，内部回声管腔杂乱。合并穿孔时，表现为右下腹不规则包块，局灶性连续中断或回声失落，腔内常伴有点状或气体样强回声，包块周围粘连明显。

阑尾周围脓肿

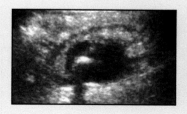

表现为混合性包块，形态不规整，边界清或欠清，其内可见积气、积液、粪石等杂乱回声。

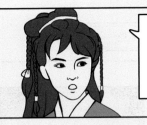

小Q哥哥，你知道这么多肠管，为什么只有阑尾容易发炎吗？

阑尾身材细长，可偏偏包裹它的肠系膜不够长，所以总得委屈它弯曲着。

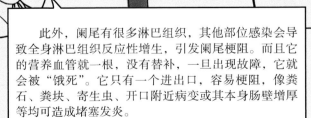

此外，阑尾有很多淋巴组织，其他部位感染会导致全身淋巴组织反应性增生，引发阑尾梗阻。而且它的营养血管就一根，没有替补，一旦出现故障，它就会被"饿死"。它只有一个进出口，容易梗阻，像粪石、粪块、寄生虫、开口附近病变或其本身肠壁增厚等均可造成堵塞发炎。

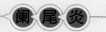

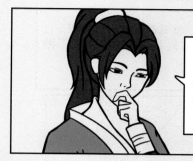

阑尾炎有什么症状呢?这要是在战场上有人犯病了,我也能判断一二。

回肠前位

回肠后位

盲肠后位

盲肠下位

盆位

典型的急性阑尾炎初期有中上腹或脐周疼痛,数小时后腹痛转移并固定于右下腹。但由于阑尾位置差异,疼痛位置也略有不同。

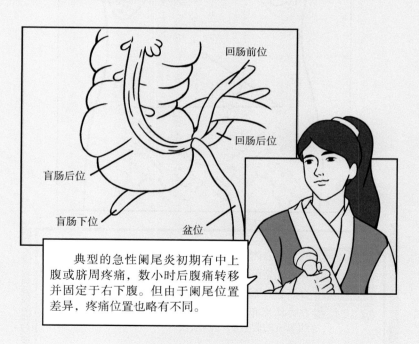

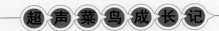

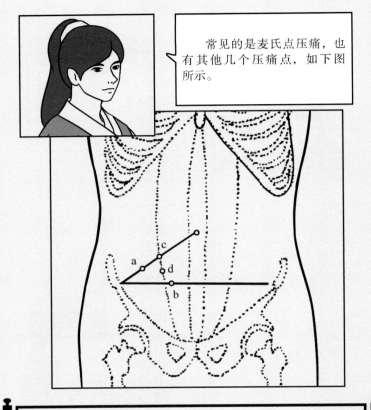

常见的是麦氏点压痛，也有其他几个压痛点，如下图所示。

a.麦氏点： 在脐与右侧髂前上棘连线的中、外1/3交界处。

b.兰氏点： 在两侧髂前上棘连线的中、右1/3交界处。

c.苏氏点： 在脐和右髂前上棘连线与右侧腹直肌外缘相交处。

d.中立点： 在苏氏点和兰氏点之间的区域内，距右髂前上棘约7cm的腹直肌外侧缘处。

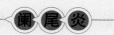

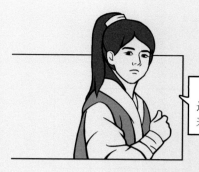

至于阑尾的发炎过程，还是让它自己来说吧！

大家都知道我很"抠门"，任何东西都是只进不出，有时吃错了东西但因为我体小、无力而无法吐出，异物会刺激肠壁造成水肿。

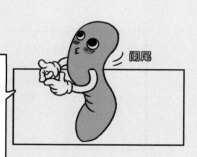

阑尾

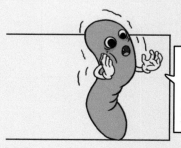

我的肠黏膜下有很丰富的回流系统，我又管不住它们，导致炎症四处扩散，如果没有抗炎药救我，我就玩完啦！

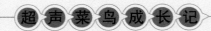

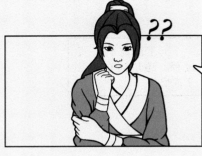

应该如何诊断阑尾炎呢？

除上面提到的疼痛症状外，部分还有低热症状，我们还可以借助辅助检查，如血常规、尿常规、超声、腹腔镜来诊断。

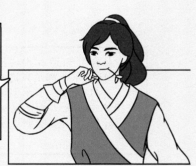

有没有其他疾病也是这样的表现呢？

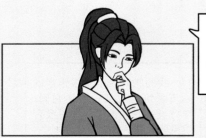

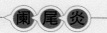

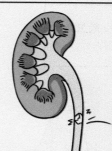

输尿管结石

需与右侧输尿管结石相鉴别。右侧输尿管结石一般尿红细胞阳性，右下腹阵发性绞痛，超声可见右肾积水及输尿管内结石。

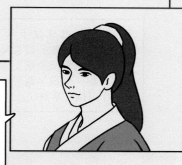

也需与胆囊穿孔和上消化道穿孔相鉴别。两者一般右上腹均可见包块，前者常有胆囊结石；后者可以看到从消化道里面跑出来的游离气体。

如果是女性的话，更需要注意与右侧的异位妊娠（俗称"宫外孕"）或卵巢囊肿破裂相鉴别。前者多有停经和尿人绒毛膜促性腺激素阳性；后者常发生在月经中期，积液穿刺为不凝血。

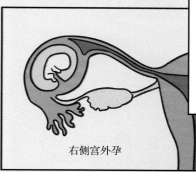

右侧宫外孕

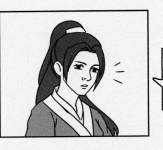

阑尾炎一般怎么治疗？要手术吗？

原则上是建议手术，但如果有阑尾脓肿破裂穿孔，一般先引流及抗生素控制炎症。少数早期轻度阑尾炎可抗生素治疗。

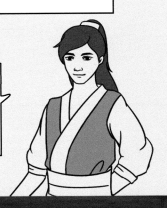

小结

　　阑尾炎任何年龄均可发病，男性多于女性。本病临床表现变化多端，易与腹内其他疾病混淆，尤其是老年患者、婴幼儿及育龄妇女。阑尾炎典型临床表现为转移性右下腹痛，超声表现是一端为盲端的指状肠管回声，周围可见积液及肿大淋巴结。

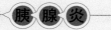

打虎英雄难过胰腺关

胰腺炎

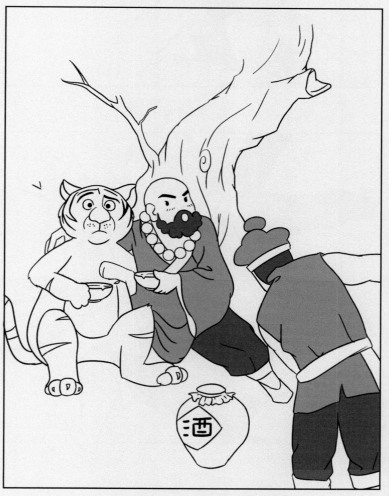

今日超声室内小Q大夫依旧当值

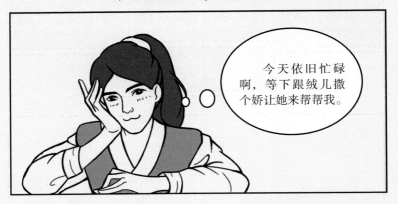

与此同时，超声室外一片嘈杂

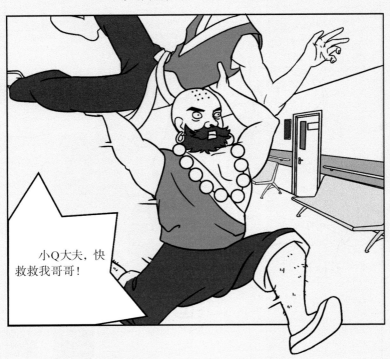

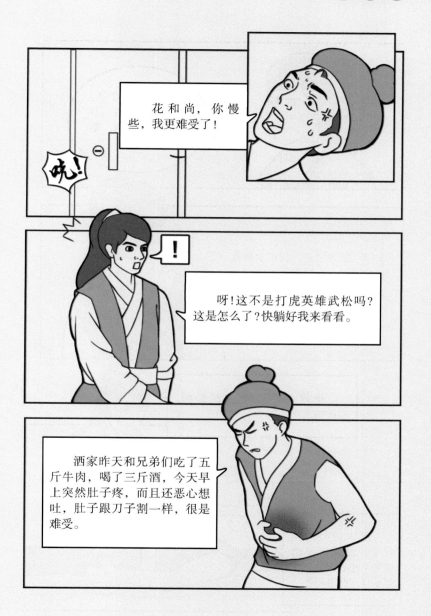

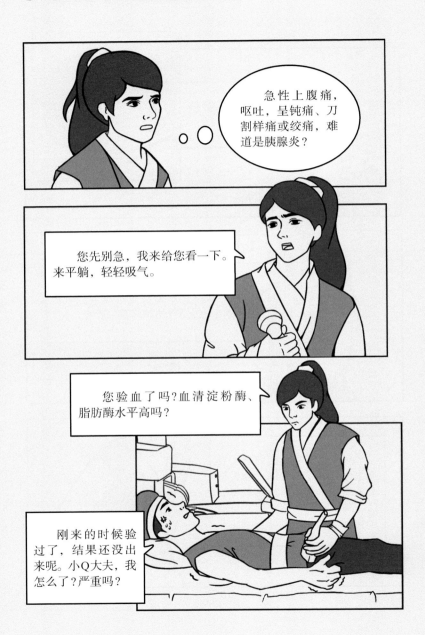

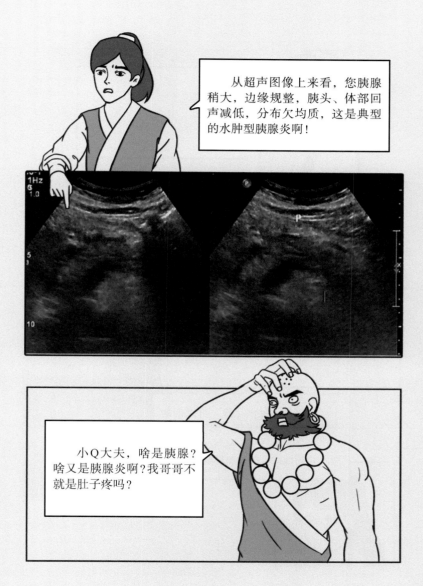

从超声图像上来看，您胰腺稍大，边缘规整，胰头、体部回声减低，分布欠均质，这是典型的水肿型胰腺炎啊！

小Q大夫，啥是胰腺？啥又是胰腺炎啊？我哥哥不就是肚子疼吗？

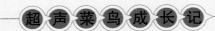

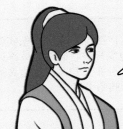

胰腺位于腹腔（肚子）里胃的后方，分为头、颈、体、尾4个部分。

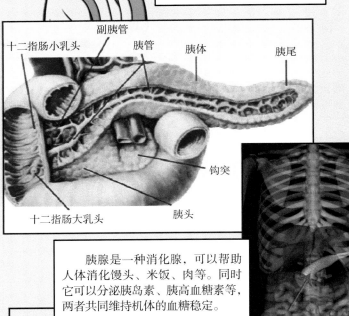

副胰管

十二指肠小乳头　　胰管　　胰体　　　　　　胰尾

钩突

十二指肠大乳头　　　　胰头

胰腺是一种消化腺，可以帮助人体消化馒头、米饭、肉等。同时它可以分泌胰岛素、胰高血糖素等，两者共同维持机体的血糖稳定。

（箭头所指为胰腺位置）

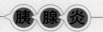

急性胰腺炎可不能马虎，这是一种自我消化的疾病，病情可轻可重，急性重型胰腺炎的病死率可高达30%！武松英雄属于急性水肿型胰腺炎。

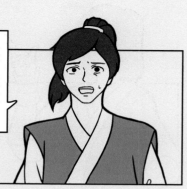

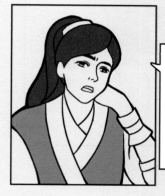

急性胰腺炎根据胰腺在影像学中的不同表现，分为两种类型：
水肿型胰腺炎（对应临床分型中的轻症）。
坏死型胰腺炎（对应临床分型中的重症）。

小Q大夫，这胰腺炎还有分类呢，俺们都是粗人，不是太明白。

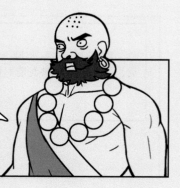

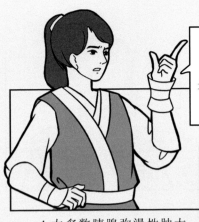

武松大哥的就是水肿型胰腺炎，主要特点且看下面解说。

1. 大多数胰腺弥漫性肿大，部分仅表现为局部肿大，局部肿大部位多见于胰头和胰尾。
2. 胰腺边缘清晰、光滑，主胰管多不扩张。
3. 由于胰腺间质水肿、充血和炎细胞浸润，因此其实质回声减低，严重者可呈无回声。
4. 由于胰腺肿大压迫，其后方血管常显示不清。

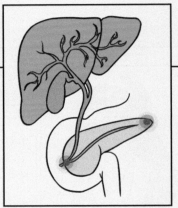

哥哥原来是水肿型胰腺炎，那坏死型胰腺炎是不是非常严重？

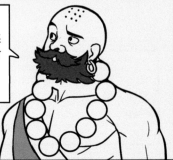

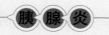

您看这就是坏死型胰腺炎。

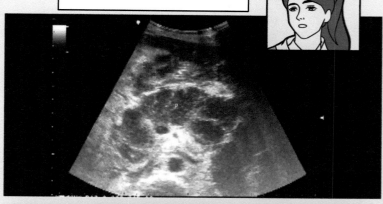

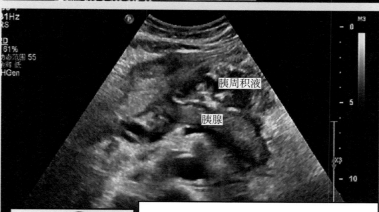

坏死型胰腺炎的特点是：

1.胰腺肿大更明显，边缘不规则，境界不清楚，呈现断续状。

2.病理改变为水肿、坏死、出血和皂化，因此胰腺实质呈强回声、弱回声及无回声混杂的不均质改变。

3.由于胰腺周围的渗出及其周围组织的水肿，胰腺外周可见一层弱回声带。

4.胰周积液或假性囊肿形成，部分患者还伴有胸腔积液、腹水。

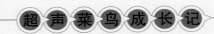

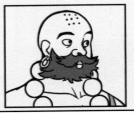

这样啊，那除急性胰腺炎外是不是还有慢性胰腺炎？

当然啦，对应急性胰腺炎，还有慢性胰腺炎。慢性胰腺炎是各种病因引起胰腺组织和功能不可逆改变的慢性炎症疾病，主要表现为反复发作的腹上区疼痛和胰腺内、外分泌功能不全。

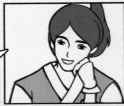

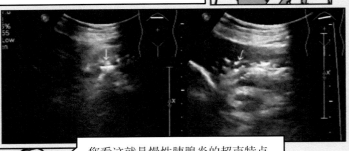

您看这就是慢性胰腺炎的超声特点。

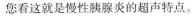

　　1.胰腺形态不规则，多为轻度肿大或局限性肿大，轮廓欠清晰。
　　2.内部回声多增强，分布不均匀。
　　3.主胰管可呈串珠状扩张。
　　4.胰管内可有结石强回声光团。
　　5.常伴有假性囊肿：胰腺形态失常，局部或附近见一无回声区，边界光滑、整齐，多呈圆形，亦可呈分叶状，其内多有回声，侧方声影不明显，后方回声增强，囊肿巨大时，可压迫周围器官、组织引起移位。

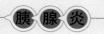

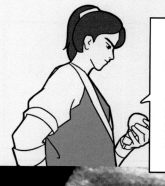

　　慢性胰腺炎有一种极少见的特殊类型叫作自身免疫性胰腺炎，是由自身免疫机制异常导致的慢性胰腺炎，多见于老年男性，其发病率约占慢性胰腺炎的6%。是一种越来越被认识的慢性胰腺炎，很难与胰腺癌鉴别。

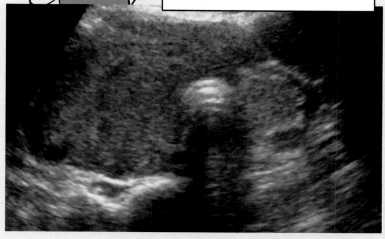

　　自身免疫性胰腺炎的临床表现主要是：
　　1.无特异症状。
　　2.多数可能有轻微腹痛。
　　3.无痛性梗阻性黄疸。
　　4.糖尿病症状（内分泌功能障碍）。
　　5.胰腺外损害。
　　6.胰腺肿大、伴或不伴胰腺肿物、胰管狭窄。
　　7.糖皮质激素治疗敏感。

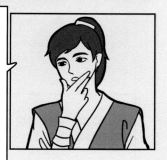

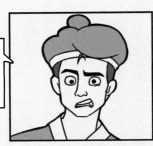

小Q大夫，洒家平常在梁山能吃能喝，身体倍儿棒，怎么就得了胰腺炎呢？

胰腺炎主要病因有以下5个：

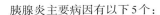

好 好 学 习

1.胆结石是引起胰腺炎的常见原因。结石在排出过程中嵌顿于十二指肠乳头处，造成胰管堵塞，胰管内压力上升，进而导致胰腺炎。

2.酒精摄入。酒精可以促进胰酶分泌，还可以使十二指肠乳头痉挛，进而导致胰管内压力上升，进而导致胰腺炎。

3.高甘油三酯血症。当甘油三酯水平超过55.6mmol/L时，高甘油三酯血症通常会引起胰腺炎。

4.许多药物可引起胰腺炎，吃药时要谨遵医嘱。

5.暴饮暴食也是胰腺炎的主要病因之一。

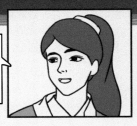

英雄的胰腺炎应该是喝酒或者暴饮暴食引起的。

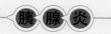

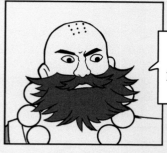

那哥哥的病是什么程度，严重吗？

　　急性胰腺炎全病程大体可以分为三期，但不是所有患者都有这三期病程，有的只出现第一期，有的出现两期，有的出现三期。英雄送来得很及时，目前只是急性反应期。

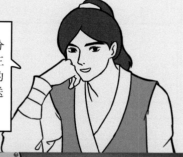

好 好 学 习

　　急性反应期：自发病至两周左右，可有休克、呼吸衰竭、肾衰竭、脑病等主要并发症。
　　全身感染期：2周～2个月，以全身细菌感染、深部真菌感染（后期）或双重感染为主要临床表现。
　　残余感染期：时间为2～3个月以后，主要临床表现为全身营养不良，存在后腹膜或腹腔内残腔，常引流不畅，窦道经久不愈，有的伴有消化道瘘。

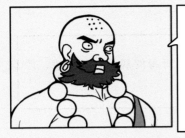

这么严重啊，俺们这次回去之后，跟哥哥们好好科普一下，因为我身边的兄弟们和我一样都爱大口喝酒，大口吃肉，我怕他们也得胰腺炎，真是太痛苦啦！

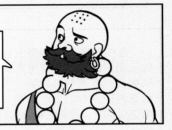

小Q大夫，这胰腺炎都有什么症状啊，我们该怎么判断呢？

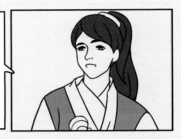

急性胰腺炎一般是饱食或饮酒之后突然发作的腹痛，疼痛部位位于肚脐上方，程度严重甚至剧痛难忍，像刀割一样，并且逐渐加重，时常还有恶心、呕吐等症状。

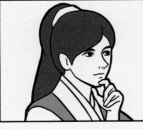

80%～90%的慢性胰腺炎患者会出现慢性腹痛、黄疸、血糖水平升高、骨量减少、脂溶性维生素缺乏、脂肪泻等症状，而且大于40%的患者会出现体重下降。

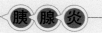
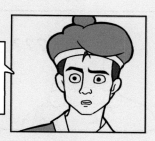

那有了上述表现，就是得了胰腺炎了吗？

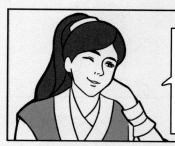

当然不是啦！除临床表现外，还需要进行超声检查和其他辅助检查。一般临床上符合以下3项特征中的2项，即可诊断急性胰腺炎。

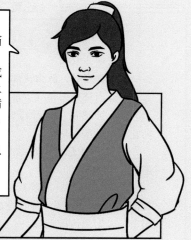

1.与急性胰腺炎符合的腹痛症状。

2.化验结果，血清淀粉酶和/或血清脂肪酶活性至少高于正常值上限3倍（胰酶水平的高低并不与病情呈正相关，不是胰酶水平越高，病情就越重）。

3.增强CT/MRI或腹部超声呈急性胰腺炎影像学改变。

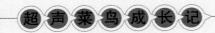

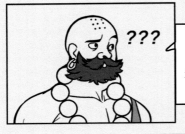

那得了急性胰腺炎，我们该怎么办啊？

第一时间到医院就诊是非常重要的！同样是急性胰腺炎，轻度急性胰腺炎一周左右就可治愈，而重度急性胰腺炎可能需要进入重症监护室，个别患者甚至可能死亡。

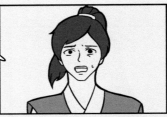

注意事项

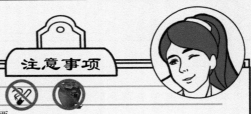

1. 戒烟、戒酒。

2. 少食多餐，低脂饮食，以清淡食物为主。

3. 适当补充钙和维生素。

4. 保证热量，低纤维饮食，尤其是限制不可溶纤维，防止干扰胰酶效应。

5. 注意休息，劳逸结合，适当锻炼，保持心情舒畅，避免生气大怒。

6. 定期复查，出院后1个月、3个月、半年复查一次。如出现持续性腹痛，阵发性加剧并伴有恶心、呕吐等症状时，应及时去医院就诊。

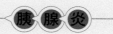

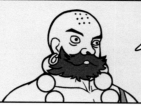

那哥哥这急性胰腺炎治愈后即可痊愈吗?会有后遗症吗?

轻度急性胰腺炎及时治疗可以痊愈,一般不会留后遗症,但如果过于严重可能会导致胰腺功能不全、慢性胰腺炎、糖尿病等。

因此,再次强调,患病后及时就诊非常重要!建议急性胰腺炎患者在治疗后仍需及时根据病因进行专科就诊,在医生指导下用药、监测和康复,解除诱因,一定要戒酒,忌辛辣、油腻的刺激性食物。

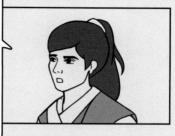

好的,小Q大夫,这次洒家可都记住了,感谢小Q大夫。那我就带哥哥去办理住院了。

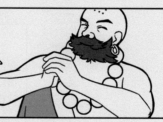

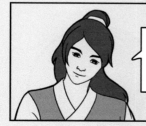

别客气,希望英雄可以早日康复。

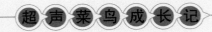

杨贵妃减肥腰难细

多囊肾

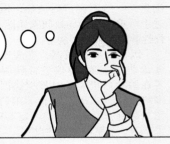

今天上午没有班耶！去陪我的绒儿上班吧！没办法，我们不能一起出去玩，那就一起工作吧！

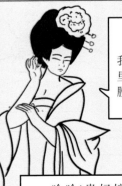

绒儿，给本宫做个超声看看，我的腰上到底是肥肉多呢，还是里面的器官占地方？为什么我的腰围怎么减肥都减不下去呢？

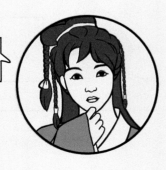

哈哈！贵妃娘娘，您这样已经很完美啦！

咦!贵妃娘娘,您这两侧肾怎么有这么多囊肿,您以前没有查过吗?您的家人有过这样的情况吗?

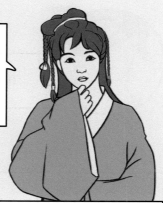

真的有问题吗?就是这些黑乎乎跟葡萄似的东西吗?

我从来没有查过超声,只是有时候觉得腰酸痛,家人也不知道有没有过这种情况。

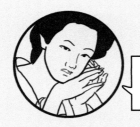

什么是多囊肾啊？

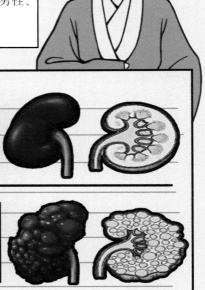

　　多囊肾是一种遗传性疾病，可以发生在任何年龄段。

　　多囊肾并非罕见病，一般为两侧发病，单侧发病者极为罕见。男性、女性发病率相等。

正常肾脏

多囊肾

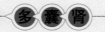

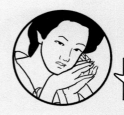

那我为什么会发病呀？

多囊肾分为成人型和婴儿型，以成年型多见。90%为双侧。囊肿的形成是由内因和外因相互作用的结果。

对于成人型多囊肾来说，其内因是先天遗传因素引起，即第16对染色体上的囊肿基因突变。

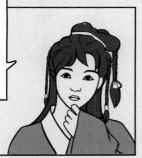

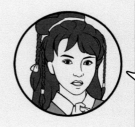

其外因则是导致机体内环境发生异常变化的各种因素，如感染、肾毒物质（包括药物）、情绪、劳累、饮食等。

从父亲或母亲那里得到囊肿基因后一般要数十年才发展成可测知的囊肿，囊肿生长速度亦不均衡，所以形成的囊泡大小不等。

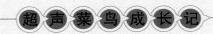

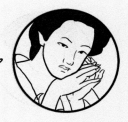

这个病预后怎么样啊？
怎么看你的表情那么严肃呢？

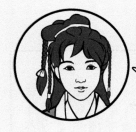

　　贵妃娘娘，因为只是看到超声表现，还不知道你的肾功能现在怎么样。多囊肾出现的年龄越早，预后越差，在成年发病后，从肾功能开始减退到肾衰竭，病程可达10年左右。

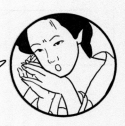

好恐怖啊！
需要怎么治疗啊？

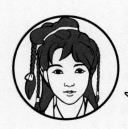

　　早期支持治疗包括低盐、低蛋白饮食，避免过分的剧烈活动，避免任何感染及外伤。肾衰竭患者可以进行肾脏替代疗法，如血液透析、腹膜透析和肾移植，仍可以维持较长的生命。

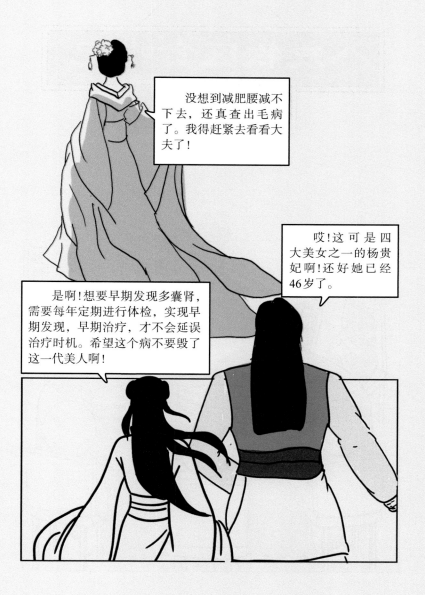

没想到减肥腰减不下去，还真查出毛病了。我得赶紧去看看大夫了！

哎！这可是四大美女之一的杨贵妃啊！还好她已经46岁了。

是啊！想要早期发现多囊肾，需要每年定期进行体检，实现早期发现，早期治疗，才不会延误治疗时机。希望这个病不要毁了这一代美人啊！

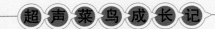

八戒牧区贪吃记

包虫病

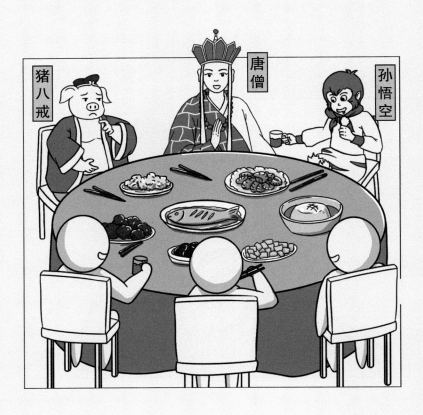

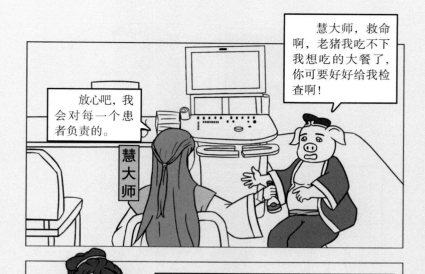

慧大师，救命啊，老猪我吃不下我想吃的大餐了，你可要好好给我检查啊！

放心吧，我会对每一个患者负责的。

慧大师

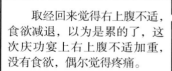

天蓬元帅，您怎么还会吃不下东西呢？

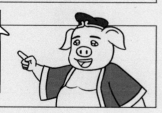

取经回来觉得右上腹不适，食欲减退，以为是累的了，这次庆功宴上右上腹不适加重，没有食欲，偶尔觉得疼痛。

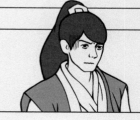

天蓬元帅是不是取经路上乱吃东西了？

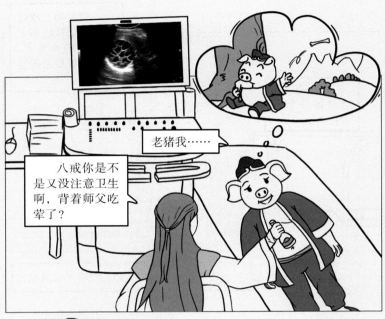

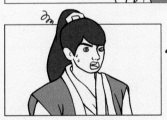

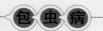
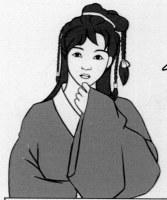

　　肝包虫病又称肝棘球蚴病，是牧区较常见的一种寄生虫感染性疾病。肝包虫病的发病原因是人接触了带有致病菌的畜类而误食虫卵，在我国主要传播途径是粪-口传播。

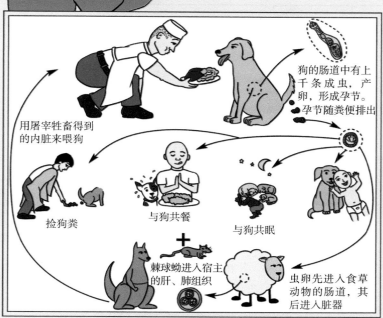

用屠宰牲畜得到的内脏来喂狗

狗的肠道中有上千条成虫，产卵，形成孕节。孕节随粪便排出

捡狗粪

与狗共餐

与狗共眠

棘球蚴进入宿主的肝、肺组织

虫卵先进入食草动物的肠道，其后进入脏器

那得了包虫病会有什么表现？就是吃不下东西、肚子疼吗？

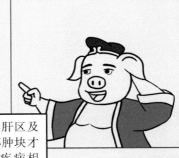

早期症状不明显，可仅表现为肝区及上腹部不适，或因偶尔发现上腹部肿块才引起注意，较难与其他消化系统疾病相鉴别。

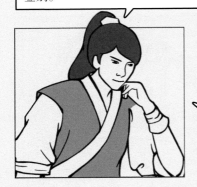

随着肿块增大压迫胃肠道，可出现上腹部肿块、肝区轻微疼痛、坠胀感、上腹部饱胀及食欲减退、恶心、呕吐等症状。

当肝包虫囊肿压迫胆管，出现胆囊炎、胆管炎及阻塞性黄疸，临床症状表现为消瘦、体重下降、皮肤瘙痒、荨麻疹、血管神经性水肿等，甚至过敏性休克。

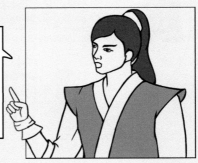

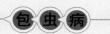

超声是包虫病的首选影像学诊断方法，超声学诊断将其分为以下几型。

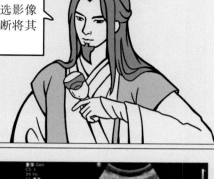

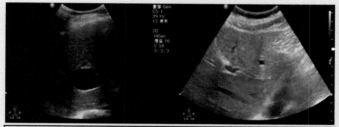

1.囊型病灶：早期阶段，为不育囊，活跃状态；单房囊性占位，与一般的囊肿无差别，超声无特异性。

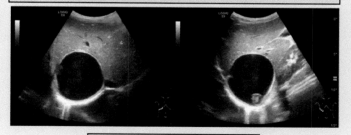

2.单囊型：为育囊，活跃状态。

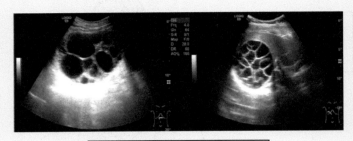

3.多子囊型：为育囊，活跃状态。

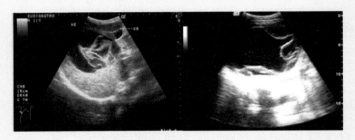

4.内囊破裂/塌陷型：囊开始退化，为过度型"水中百合花"。

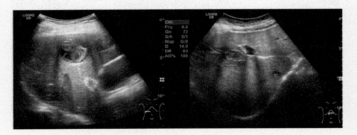

5.实变型：内囊已退化，为不活跃状态，多数不含有活的原头蚴。

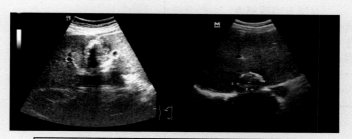

6.钙化型：多数不含有活的原头蚴，为不活跃状态。

虫子取出来就好了吧？俺老猪我取经路上遇到这么多妖魔鬼怪都不怕，还怕这小虫子。

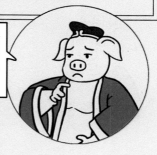

包虫病可没有这么简单，不严肃处理的话可能会有严重并发症。肝包虫病主要的并发症有两个：

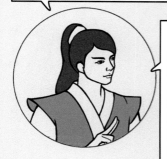

一是囊肿破裂，腹部肿块骤然缩小或消失，伴有皮肤瘙痒、荨麻疹、胸闷、恶心、腹泻等过敏反应，严重时发生休克。溢入腹腔内的生发层、头节、子囊经数月后，又逐渐发育成多发性包虫囊肿。若囊肿破入肝内胆管，由于破碎囊膜或子囊阻塞胆道，合并感染，可反复出现发热、黄疸和右上腹绞痛等症状。有时粪便内可找到染黄的囊膜和子囊。

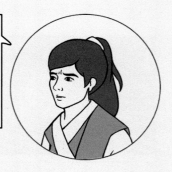

二是继发细菌感染，主要为细菌性肝脓肿的症状，表现为起病急、寒战、高热、肝区疼痛等。但因有厚韧的外囊，故全身中毒症状一般较轻。囊肿可破入胸腔，表现为脓胸，比较少见。

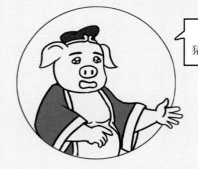

慧大师，那你快救救老猪吧！

肝包虫病的治疗有手术治疗和药物治疗两种。

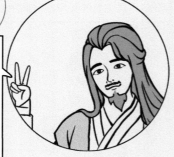

1.手术治疗：囊型包虫病的手术方法分为内囊摘除和根治性切除。根治性切除仅适用于内囊清除术不能清除且已无法恢复正常的病变肝组织。泡型包虫病的手术治疗包括根治性切除和自体肝移植。根治性切除是将病变组织全部清除掉，如果病变已经侵犯了肝门的结构，尤其是晚期的泡型包虫病，甚至侵犯了下腔静脉、膈肌，破溃到腹腔，那么可以考虑进行自体肝移植。

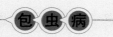

2.药物治疗：手术后主要的辅助用药是阿苯达唑类药物，这类药物副作用较大，因此服药期间要严格监测患者肝功能和血细胞的变化。必要时可周期性服用，一般药物巩固时间为一年甚至更长时间。

你的是囊型包虫病，清除术就行了。

预防包虫病需要注意以下几点：

1.避免密切接触犬类和家禽，一旦接触后，要反复清洁双手。

2.养成良好的生活习惯，勤洗手,并养成饭前便后洗手的卫生习惯，经常给狗驱虫。

3.注意食品卫生，不吃生食，不喝污染过的水。

4.正确处理动物内脏，可选择深埋或焚烧等。

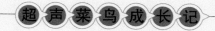

张飞的肾像海绵——海绵肾

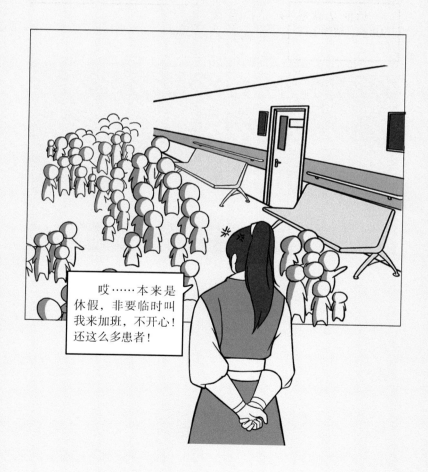

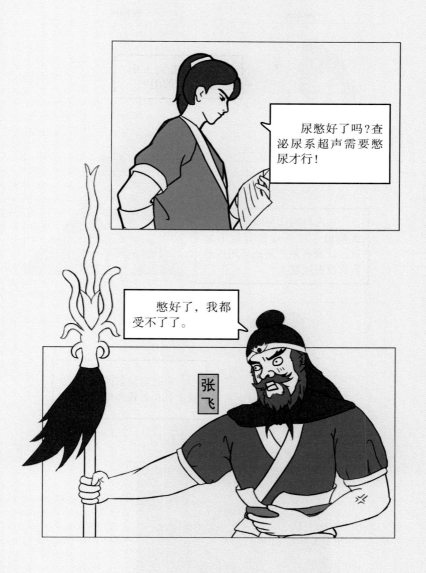

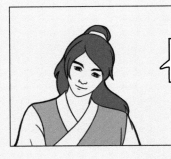

是张飞大人啊！您怎么不舒服啦？

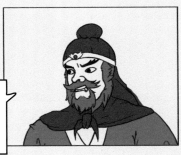

这段时间排尿时疼痛，到医院做了尿常规说有镜下血尿，让我再做个泌尿系超声看看有没有问题。

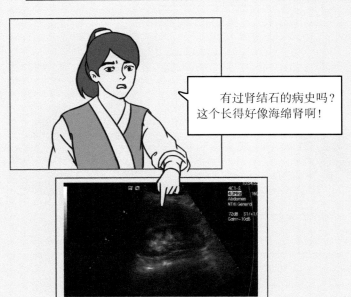

有过肾结石的病史吗？这个长得好像海绵肾啊！

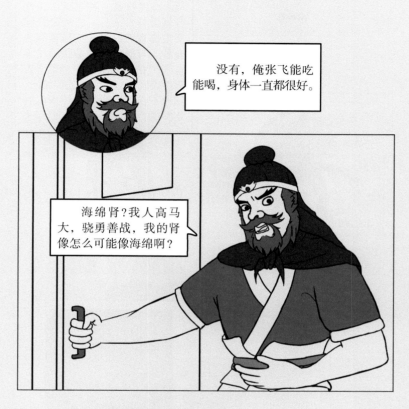

海绵肾是一种先天性良性肾髓质囊性疾病。特点是肾髓质内出现像海绵孔一样密集的囊肿。肾髓质囊肿是肾髓质集合管扩张形成的囊肿。属于先天性疾病，有一定的遗传倾向，临床不常见，通常于40岁以后才发现。

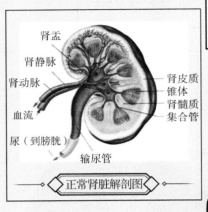

正常肾脏解剖图

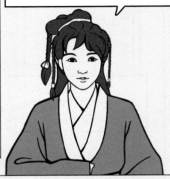

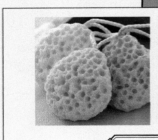
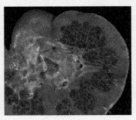

海绵肾

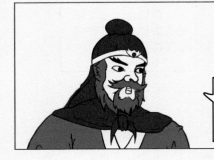

真的像海绵耶！那我的父母和孩子都有可能得海绵肾病啊！

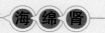

既然是囊肿，为何不是无回声而是高回声，甚至强回声呢？

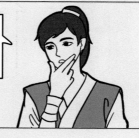

因为肾髓质囊肿很小，也就是集合管囊腔较小，在超声波传播路径上形成大量的反射界面，内含不透明胶冻样凝块、成簇的钙质物质及小结石，所以呈高回声甚至呈强回声。图像甚似开放的棉花！

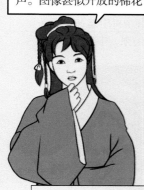

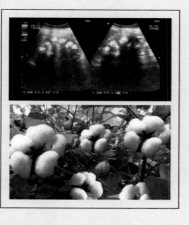

那你们确定我这个就是海绵肾喽！

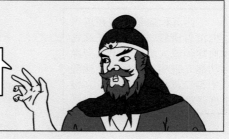

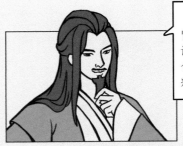

仅凭超声检查很难诊断海绵肾，静脉肾盂造影是海绵肾的首选诊断方法，能直观地显示扩张的集合管。海绵肾还需要和肾钙质沉积症、痛风肾等相区别。

肾钙质沉积症超声声像图

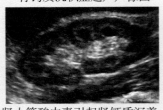

肾小管酸中毒引起肾钙质沉着。

肾锥体周边回声增强，中央低回声。

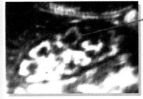

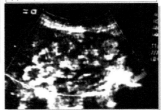

肾钙质沉积症超声声像图

钙沉积症是钙质在组织内沉着所致，多发生于高钙血症。成人可见于甲状旁腺功能亢进症、高氯血症性酸中毒（肾小管酸中毒）和慢性肾盂肾炎。

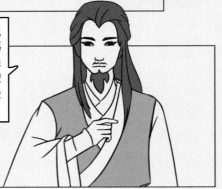

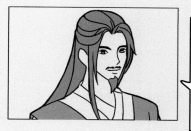

超声图像早期为肾锥体周边回声增强，中央保持低回声；随病情进展，高回声逐渐向肾髓质方向增宽；最后肾锥体大部分甚至全部为高回声，可有或无声影。

还有一种钙沉积症和海绵肾很难区分，就是肾髓质型钙沉积症。右图中这一例，是不是和海绵肾很难区分？

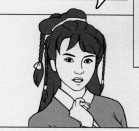

肾髓质型钙沉积症超声声像图

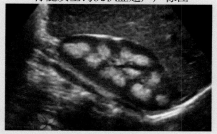

这个时候病史很重要（患者有引起血尿钙水平增高的原发病，建议做甲状旁腺功能、肾功能检查及血尿钙化验来鉴别）。

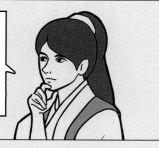

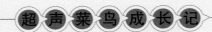

俺张飞经常大吃大喝，不会是得痛风了吧？

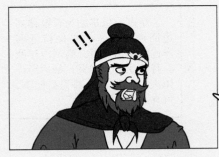

说起痛风肾，我们先了解一下什么是痛风。痛风是长期嘌呤代谢障碍、血尿酸水平增高引起组织损伤的一组异质性疾病。可能与饮食习惯不同有关，4%～5%的患者有遗传家族史。尿酸盐可沉积于任何部位，但以关节和肾脏多见。

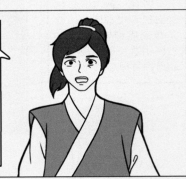

痛风性结石是指尿酸盐沉积于肾脏的管道系统内，如肾小管、肾盏、肾输尿管等处形成的结石。又称尿酸盐结石。X线显影差。

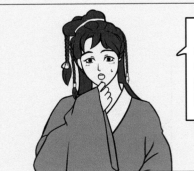

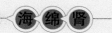

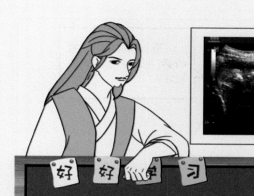

好 好 学 习

痛风性肾结石的超声声像图表现：

1. 早期为多发细小尿酸钠结石，主要在乳头部，无声影。

2. 后期锥体部回声增强，后方可伴声影。强回声可围绕肾窦周边分布，但以散在分布于肾小盏为主，且结石数量少，体积较大（要依据临床病史鉴别，如有较明显的尿酸水平增高和痛风引起的临床症状）。

3. 肾盏、肾盂、输尿管亦可见结石。

其实仅超声检查有时候很难区分这些，需要结合病史及其他相关检查才可以明确诊断。

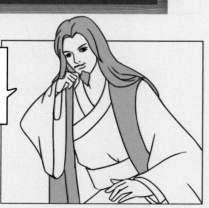

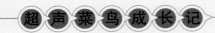

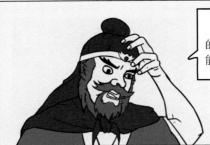

那如果是海绵肾的话，我要吃什么药能好？

这种病不是吃什么药就能好的，它早期对身体影响不大，但后期可能会反复出现血尿及尿路感染，所以平时饮食就要多注意，补充钠盐，多饮水，保持每天尿量超过2000ml，以减少钙盐沉积。

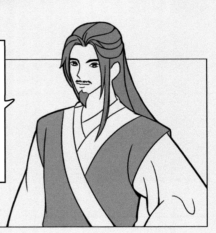

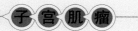

嫦娥仙子太苍白
子宫肌瘤

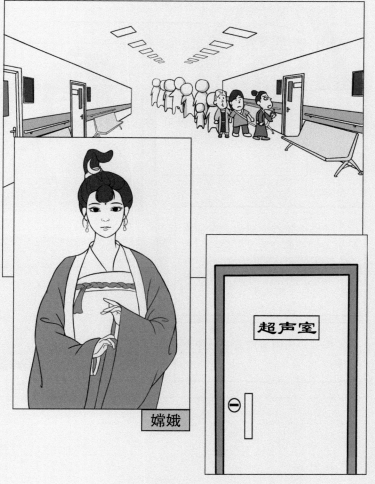

嫦娥

超声室

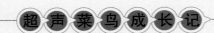

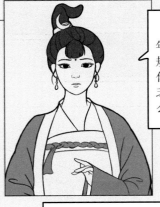

大夫，你好！我连续好几年月经量有些多，有时会有不规则出血，脸色发白，刚抽血化验说是贫血，最近感觉全身乏力、心慌，你帮我看看是怎么回事？

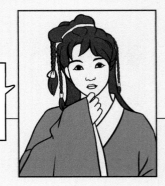

我给您做个经阴道超声吧，看看子宫卵巢是什么情况！

子宫中间有个肌瘤，在子宫后壁及宫腔的位置见低回声，大小1.5cm×1.8cm×1.4cm，约50%的体积突向宫腔，其前方可见内膜受压弯曲（箭头所示）。

根据声像图看像是个黏膜下肌瘤。

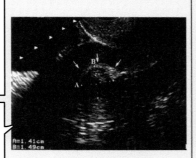

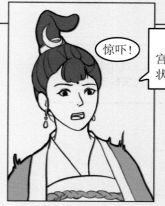

惊吓!

我长瘤子了吗?子宫肌瘤都会有哪些症状啊?

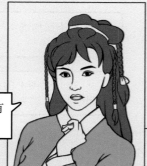

你别紧张,很多人都有子宫肌瘤。

很多子宫肌瘤患者无症状,常见的临床表现是阴道出血、腹部包块、疼痛、邻近器官的压迫症状(尿频、排尿障碍、便秘、里急后重等)、白带增多、不孕、贫血和心脏功能障碍。

黏膜下肌瘤及较大的肌壁间肌瘤会导致月经量过多,白带增多;长期月经过多可导致继发性贫血,出现全身乏力、面色苍白、气短、心悸等症状。

较大的浆膜下肌瘤以下腹部肿块为主要表现,蒂扭转时可出现急性腹痛。

肌瘤红色变时,腹痛剧烈且伴发热。

肌瘤导致的不孕占不孕症的25% ~ 40%,可能是肌瘤压迫输卵管使之扭曲,或使宫腔变形妨碍受精卵着床。

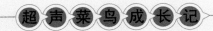

绒儿，这个黏膜下肌瘤怎么与内膜病变鉴别呢？

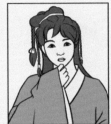

黏膜下肌瘤确实与内膜病变不好鉴别。

这几张图上的病例全部经宫腔镜检查证实为黏膜下肌瘤。

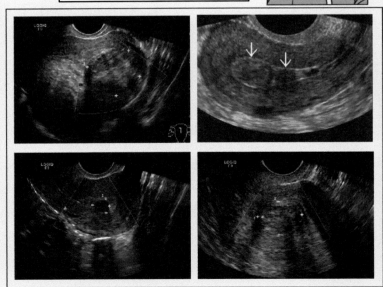

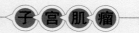

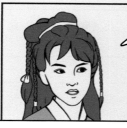

内膜病变最常见的是子宫内膜息肉，以下图全是内膜息肉的超声图。

子宫内膜息肉和黏膜下肌瘤主要从以下几个方面来鉴别。

1. 肌瘤形状圆，息肉为水滴状。

2. 肌瘤回声可有衰减，息肉无衰减。

3. 黏膜下肌瘤内膜基底层变形或中断，息肉内膜基底层完整无变形。

4. 黏膜下肌瘤血流相对丰富，周边可见抱球状血流，来自肌层；息肉血流相对稀少，内部可见条状或点状血流。

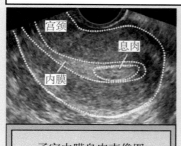

子宫内膜息肉声像图

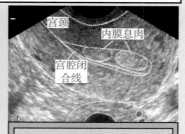

多发性子宫内膜息肉声像图

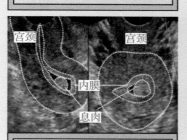

宫腔积液并子宫内膜息肉声像图

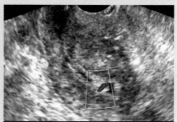

宫腔积液并子宫内膜息肉彩色多普勒声像图

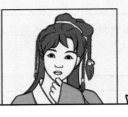

当然，更需要和子宫内膜癌鉴别。

1.子宫内膜癌多见于绝经期。

2.子宫内膜癌超声表现为局灶性或弥漫性子宫内膜不均匀增厚，回声杂乱，强弱不均，边界不清。彩超显示血流丰富，血流阻力指数＜0.4。黏膜下肌瘤呈圆形，边界清晰，内膜基底层变形，血流多位于周边，来自肌层。

3.子宫内膜癌侵犯肌层时，与肌层分界不清，局部肌层呈不均匀低回声，肌层受侵范围大时，肌层增厚肥大，回声普遍降低而不均匀。

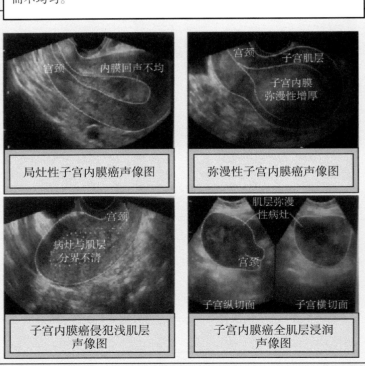

局灶性子宫内膜癌声像图

弥漫性子宫内膜癌声像图

子宫内膜癌侵犯浅肌层声像图

子宫内膜癌全肌层浸润声像图

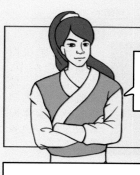

绒儿，黏膜下肌瘤是不是相比其他类型肌瘤对功能影响更大？其他类型的肌瘤又如何区分呢？

子宫肌瘤绝大多数长在宫体部，肌瘤原发于子宫肌层，根据肌瘤发展过程中与子宫肌壁的关系分为三种：

1. 肌壁间肌瘤：位于子宫肌层内，最常见，占60% ～ 70%。

2. 浆膜下肌瘤：向子宫浆膜面生长，突出于子宫表面，占20% ～ 30%。

3. 黏膜下肌瘤：肌瘤向子宫内膜方向生长，突出于子宫腔，仅由黏膜层覆盖，占10% ～ 15%。

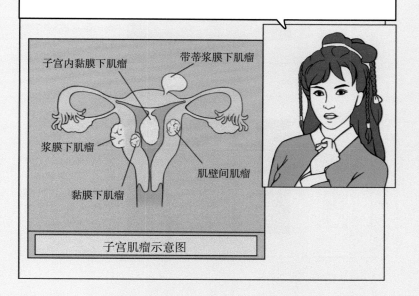

子宫内黏膜下肌瘤　　　带蒂浆膜下肌瘤

浆膜下肌瘤

肌壁间肌瘤

黏膜下肌瘤

子宫肌瘤示意图

| 肌壁间肌瘤 | 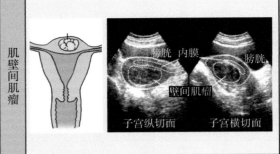 | 子宫肌层内异常回声结节,多呈低回声,较大肌瘤伴后方回声衰减,瘤体因有假包膜而边界较清晰。 |

子宫纵切面　子宫横切面

| 浆膜下肌瘤 | 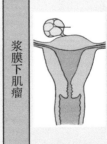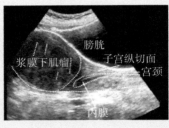 | 子宫肌层内异常回声结节向浆膜外突出,使子宫变形;完全突出宫体的浆膜下肌瘤仅与宫体以一蒂相连;向两侧突出则形成阔韧带肌瘤。 |

| 黏膜下肌瘤 | 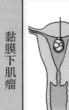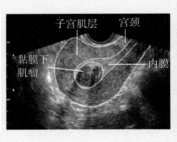 | 子宫肌层内低回声结节突向宫腔或完全位于宫腔内,子宫内膜变形或缺损,带蒂黏膜下肌瘤可脱入宫颈管内形成宫颈管内实性占位。 |

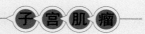

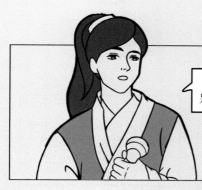

其他类型的肌瘤也有需要鉴别的疾病吧？

　　带蒂浆膜下肌瘤与卵巢实性肿瘤：其鉴别较困难，尤其是浆膜下肌瘤伴变性时声像变化复杂，更应注意排除卵巢肿瘤；肌瘤回声低或衰减较重时，需排除附件囊性肿块，如巧克力囊肿。借助彩超观察供应瘤体的血管有助于判断瘤体来源，若能找到同侧正常卵巢，则诊断不难。

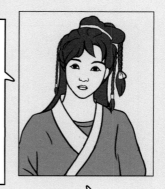

　　肌壁间肌瘤与子宫腺肌病：单一较大或较小但数量较多的肌壁间肌瘤有时易与子宫腺肌病混淆，后者由于没有包膜，病灶与周围肌层没有界限，子宫肌壁内彩色血流信号丰富，但无环状血流，呈散在分布。

127

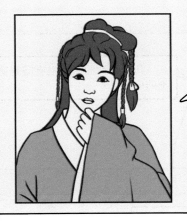

还有一点要重视：肌壁间肌瘤和黏膜下肌瘤需要与子宫肉瘤相鉴别。

　　子宫肉瘤是来源于子宫肌层的平滑肌或结缔组织，发病率低，但恶性度高，早期无明显特异性表现，临床诊断十分困难。

　　多见于围绝经期妇女，常见的临床表现有：阴道不规则流血，脓性分泌物，下腹部包块，生长迅速；晚期可出现周围组织压迫症状。

常见的临床表现

阴道不规则流血

脓性分泌物

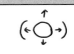

下腹部包块

周围组织压迫

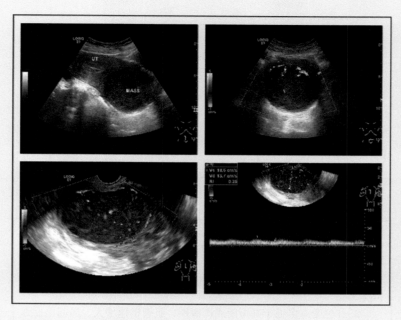

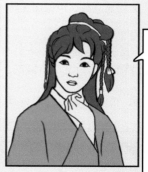

子宫肉瘤声像图表现：

子宫肌层或宫腔内单发病灶，极低低回声实性肿块，体积较大，形态不规则或分叶状，生长迅速。

结节无假包膜，与周围肌层分界不清，内部回声不均匀，内部无漩涡状、栅栏状或编织状改变，可出现不规则液性暗区，后方回声稍增强。

彩色多普勒血流成像（CDFI）：肿块内部及周边血流信号丰富，肿块内部血流阻力指数（RI）极低，RI＜0.4。

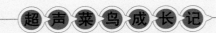

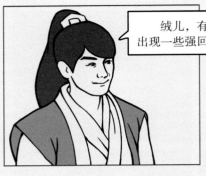

绒儿，有时候会看到特别大的肌瘤里边出现一些强回声，这是怎么回事呢？

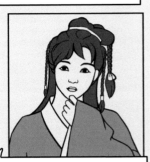

你说的这是肌瘤变性中的一种——钙化。当肌瘤瘤体过大、血供不足时，肌瘤失去其原有典型结构则会发生变性。

常见的变性有：

1. 囊性变：瘤内出现不均质低回声或大小不等、不规则的无回声区。

2. 红色变：多见于妊娠期或产褥期，肌瘤迅速增大，局部出血弥散于组织内，内部回声偏低，呈细花纹状，无明显衰减，声像图无特异性，需结合妊娠史、局部压痛判断。

3. 脂肪样变：肌瘤内呈现均质团状高回声。

4. 钙化：瘤体内环状或斑点状强回声，伴后方声衰减。

5. 肉瘤变：为肌瘤恶变，瘤体增大，边界不清，内部回声减低，杂乱不均，间有不规则低或无回声区等。

6. 玻璃样变性：肌瘤声像改变无特异性，可表现为瘤内回声减低，不均匀。

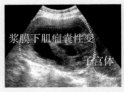

浆膜下肌瘤囊性变
子宫体

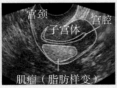

宫颈　宫腔
子宫体
肌瘤（脂肪样变）

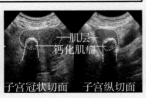

肌层
钙化肌瘤
子宫冠状切面　子宫纵切面

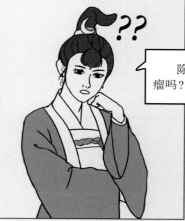

除超声外，还有别的检查能查出肌瘤吗？

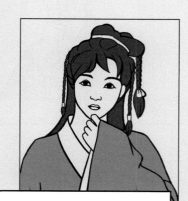

　　经腹、经阴道超声检查是目前国内较为普遍的检查手段，对肌瘤的鉴别准确率高。除此之外，还有以下几种：

　　1.妇科盆腔检查：双合诊。

　　2. X线平片：肌瘤钙化时，表现为散在一致斑点，或壳样钙化包膜，或边缘粗糙及波浪状的蜂窝样。

　　3.宫腔镜检查：可以较为直观地观察宫腔，对于鉴别黏膜下肌瘤和内膜息肉有意义。

　　4.子宫输卵管造影：对黏膜下肌瘤的早期诊断有很大帮助，而且方法简单。

　　5. CT与MRI：一般不需用来检查子宫肌瘤。

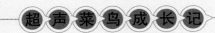

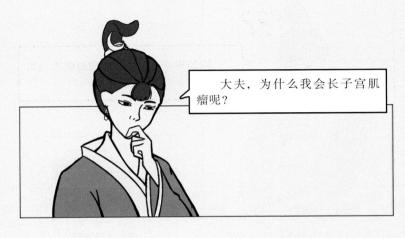

大夫，为什么我会长子宫肌瘤呢？

子宫肌瘤的具体病因尚未明了。

高危因素包括年龄＞40岁、初潮年龄小、未生育、晚育、肥胖、多囊卵巢综合征、激素补充治疗、黑色人种及子宫肌瘤家族史等，这些因素均与子宫肌瘤的发病风险增加密切相关。

目前认为，高水平雌激素的持续刺激是发生子宫肌瘤的主要原因。

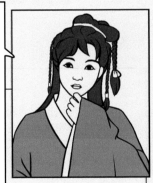

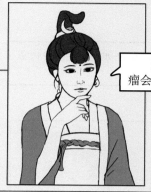

大夫，我这病严不严重呢，子宫肌瘤会发生恶变吗？

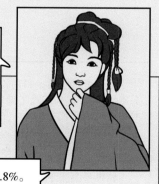

子宫肌瘤是女性生殖系统中最常见的良性肿瘤，发病率约为20%。你这个年龄段也比较容易发病，不过绝经后肌瘤可停止生长，甚至萎缩、消失。

肌瘤恶变很罕见，发生率为0.4%～0.8%。

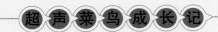

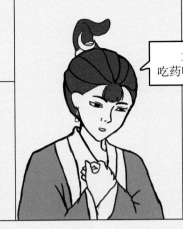

大夫，我该如何治疗呢？可以吃药吗？

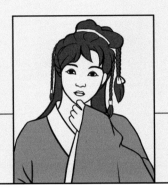

　　对于子宫肌瘤，目前没有特别好的药物治疗方法，主要是通过手术治疗。手术方式主要有：开腹手术、腹腔镜或宫腔镜微创手术、经阴道阴式手术等。另外，介入、射频、高频聚焦超声等也是一种可选择的治疗方法。

　　一般原则上来说，无特殊异常、体积小的肌瘤，定期观察即可。

　　如果是黏膜下肌瘤，引起月经量多或经期长，导致贫血，甚至引起流产或不孕，建议做宫腔镜手术。

　　如果是肌壁间肌瘤或浆膜下肌瘤体积较大，同时出现月经改变、腹部胀痛或尿频、便秘等异常情况，建议腹腔镜或者开腹手术。

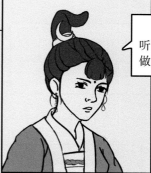

那我的情况是建议宫腔镜手术喽!我听说有些朋友子宫肌瘤体积不是很大也做了手术,为什么呢?

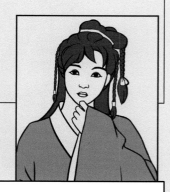

　　不能单纯依靠肌瘤大小来决定。是否手术须根据肌瘤位置、数目、大小及性质等综合考虑。

　　临床上有很多情况都可以手术,具体说来有以下几点:

　　单个肌瘤直径＞5cm或子宫体积＞妊娠子宫2～3个月大小。

　　尽管肌瘤不大,没有超过前述标准,但由于位置特殊,引起症状者:如肌瘤长在子宫下段和子宫颈(宫颈肌瘤),引起尿频、尿急或者排尿困难者;肌瘤压迫直肠引起便秘或腹泻者;长在子宫腔内(黏膜下肌瘤)引起月经过多,甚至贫血者。

　　多次流产或者不孕,怀疑子宫肌瘤为主要原因者。

　　有提示子宫肌瘤恶变的征兆:绝经后先前存在的子宫肌瘤不缩小反而增大;定期复查的患者近期内子宫肌瘤突然迅速增大;超声检查提示肌瘤血流极其丰富等。

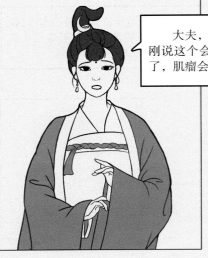

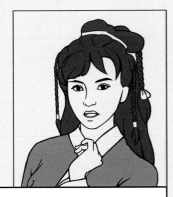

大夫，我还没有生过孩子，你刚刚说这个会导致不孕？如果已经怀孕了，肌瘤会不会影响胎儿？

引起宫腔变形的肌瘤会导致不孕、流产及产后出血。

肌瘤大、位置低，可阻塞产道，造成胎位异常，引起难产，需进行剖宫产术。

妊娠或产褥期的肌瘤可出现变性，引起急性腹痛，但一般保守治疗即有效。

妊娠期间，机体雌激素水平较高，子宫血液供应增加，这会轻微刺激子宫肌瘤的生长，但一般不会出现迅速增大。

总之，子宫肌瘤患者备孕时，有必要做好孕前咨询。

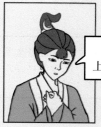

那日常饮食和预防上需要注意什么呢？

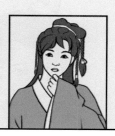

子宫肌瘤在饮食方面并没有明确的说法，不能代替药物等治疗。

远离含有雌、孕激素制品、食品、补品。

减少高脂肪、高胆固醇饮食的摄入，适量摄入大豆和豆制品。

多吃五谷杂粮、水果、瘦肉、鸡蛋、绿色蔬菜等。

女性在日常生活中应该做好合理的预防措施，子宫肌瘤高发于30～40岁的女性，这个时期的女性可以定期体检，做到早发现早治疗。

子宫肌瘤的严重程度受到肌瘤的大小、位置、生长快慢等因素影响，当出现类似症状后，一定要及时去医院进行检查，确诊后应进行针对性治疗，避免拖延导致疾病加重。

合理作息，保持良好的情绪。

良好的卫生也是降低疾病发生率的重要措施。

五谷杂粮	水果	瘦肉	鸡蛋	绿色蔬菜

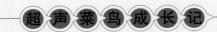

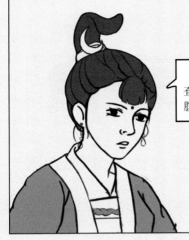

大夫，那像我这样的多久复查一次合适呢？我下次查的话是经腹看还是经阴道看好呢？

如果不做手术的话，最好半年或一年复查一次。复查的话最好是经阴道超声检查，这样更加清晰直观地观察病灶，也无需憋尿。

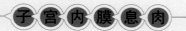

湘云的尴尬
子宫内膜息肉

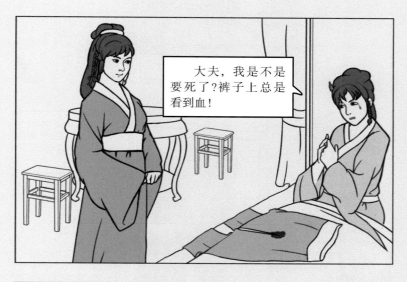

大夫，我是不是要死了？裤子上总是看到血！

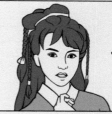

湘云姑娘，不是月经吗？这种情况是什么时候出现的？

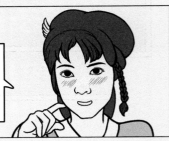

不是月经。我是一周前刚刚结束的月经，前几个月就开始断断续续地出现。

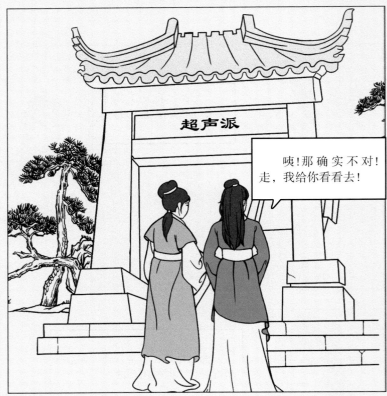

超声派

咦！那确实不对！走，我给你看看去！

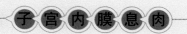

湘云，你没憋尿，经腹超声也看不清宫腔内有没有异常，我给你做一个经阴道超声吧！还好你嫁出去两年了，可以做。

啊！会不会疼啊？

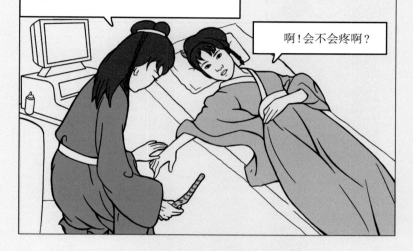

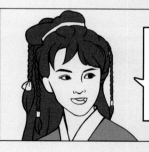

不同的人感受不一样，有的人没什么感觉，有的人会感觉胀，有的人会觉得疼。不要害怕，你放松就好。

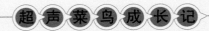

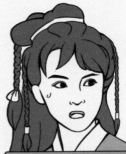

超声图像上显示宫腔内有个高回声团，还有血流，应该是子宫内膜息肉。

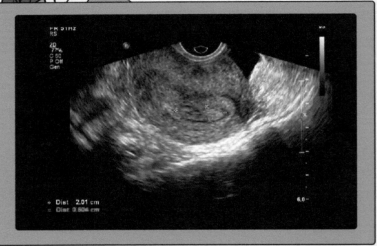

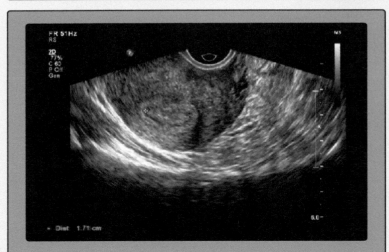

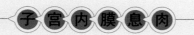

什么是子宫内膜息肉？

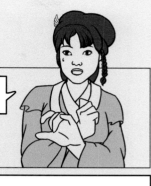

子宫内膜随着女性体内激素变化周期性脱落就产生了月经，而内膜息肉就是子宫内膜局部过度增生形成的肿块。

那我为什么会有子宫内膜息肉啊？

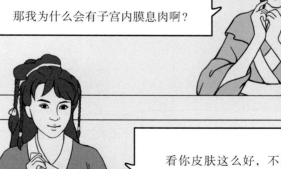

看你皮肤这么好，不知道是不是你的雌激素太多导致的。

143

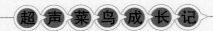

好好学习

子宫内膜息肉的病因:

1.雌激素水平过高,经常吃含有雌激素的食物、保健品或药物。

2.炎症因素,长期妇科炎症、避孕环刺激、分娩、流产、产褥期感染或清宫术等刺激都能引起息肉发生,并且长期的炎症刺激会使息肉增大。

3.其他因素,如年龄大、高血压、肥胖、糖尿病、乳腺癌术后长期应用他莫昔芬等。

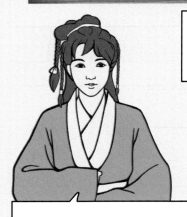

原来是它捣鬼,我说我的宝宝怎么还没有出现!

子宫内膜息肉会导致子宫不规则出血,多是月经间期出血,月经过多,时间延长;还会出现腹痛、白带异常等。你结婚两年了没怀孕,也可能跟它有关系。

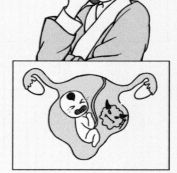

大夫，你确定是息肉吗？我要怎么办？

应该八九不离十。宫腔镜取活组织病理诊断才是金标准。你先别着急，等你下次月经干净之后再来复查确认一下，再决定要不要手术。

要手术给我动刀子啊！我怕疼，子宫内膜息肉会随着月经掉下来吗？

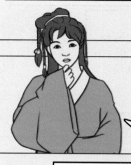

一般不会随着月经脱落，25%子宫内膜息肉（特别是直径小于1cm）可自行消退；75%～100%病例通过宫腔镜息肉切除术可改善子宫异常出血的症状。你的息肉不小，还是做手术效果好。子宫内膜息肉不仅影响怀孕，还有癌变风险，且息肉容易复发，所以你就算做完了手术，以后也要3个月来找我复查一次。

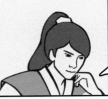

绒儿，你为什么不直接建议她做手术啊？她已经33岁了，要是再拖就是高龄孕妇了！

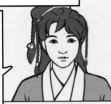

小Q，我可是在子宫内膜息肉上吃过亏的，我有次看到了息肉，还不小，宽约2cm，但3个月后那个患者在慧大师那里复查息肉就没了，还好师父给我解释清楚了。

3个月前患者子宫的超声图像

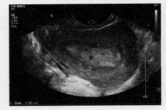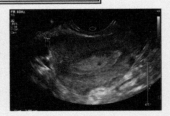

子宫内膜处于分泌期，在宫腔内可以看到宽约2.0cm的高回声息肉样结构。

3个月后患者子宫的超声图像

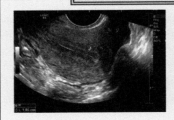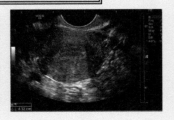

子宫内膜处于增生期，未见异常的可疑高回声占位。

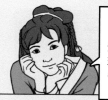

　　子宫内膜呈周期性变化，一般分为增生期、分泌期和月经期，不同时期的子宫内膜其超声表现也不同。上面的病例就是因为3个月前内膜处于分泌期，我将局部内膜误诊成了内膜息肉。

以一个正常月经周期为28天为例

月 经 期（月经周期第1～4天）

　　子宫内膜萎缩、脱落，子宫出血，使内膜模糊不清。若此时宫腔内有积血，还可探及宫腔内的液性暗区。

增 生 期（月经周期第5～14天）

　　在增生早期内膜呈线状高回声，厚达0.2cm，增生晚期可在线状高回声周围形成一低回声窄带，在超声上呈现为"三线征"。

分 泌 期（月经周期第15～28天）

　　子宫内膜增厚达0.5cm，超声图像上呈高回声；在分泌晚期高回声增厚更加明显，约1cm。

　　处于增生晚期或分泌期的子宫内膜，若回声均为高回声，则可能出现两种情况，一个是将同样是高回声的子宫内膜掩盖导致漏诊，另一个是把局部的内膜误诊为息肉。所以，如果临床怀疑有子宫内膜息肉，在月经干净后一周内做子宫双附件的超声检查效果最佳。

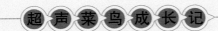

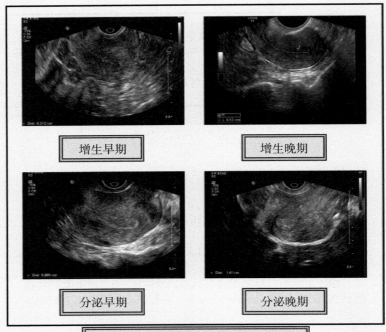

<table>
<tr><td>增生早期</td><td>增生晚期</td></tr>
<tr><td>分泌早期</td><td>分泌晚期</td></tr>
</table>

不同时期子宫内膜超声图像

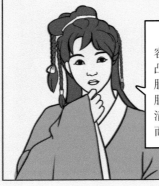

　　需要提醒一下，子宫内膜息肉很容易与黏膜下肌瘤相混淆。简单来说，凸向宫腔内没有细长的蒂就是黏膜下肌瘤，有细长的蒂就是息肉。黏膜下肌瘤来自肌层，与子宫肌肉层分界不清，血供也来自肌肉层，多位于边缘，而息肉的血流多从蒂延伸到肿块中央。

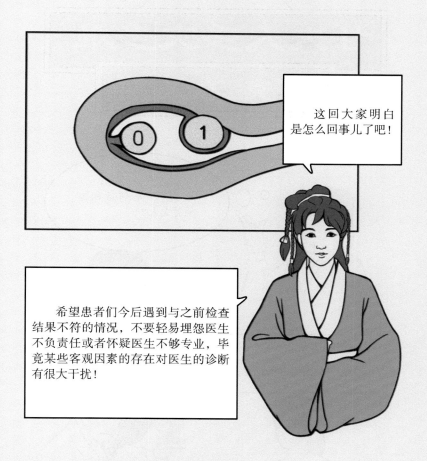

这回大家明白是怎么回事儿了吧!

希望患者们今后遇到与之前检查结果不符的情况，不要轻易埋怨医生不负责任或者怀疑医生不够专业，毕竟某些客观因素的存在对医生的诊断有很大干扰!

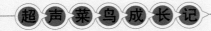

甘夫人多灾多难
巧克力囊肿

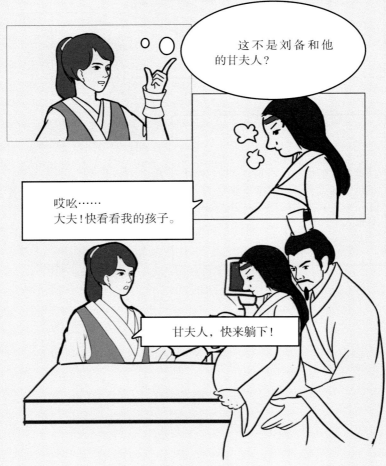

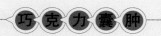

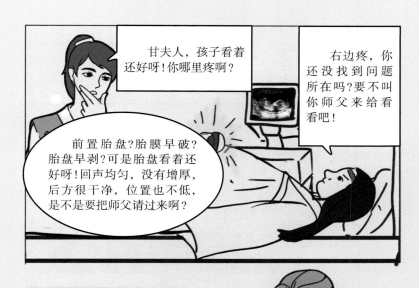

甘夫人，孩子看着还好呀！你哪里疼啊？

右边疼，你还没找到问题所在吗？要不叫你师父来给看看吧！

前置胎盘？胎膜早破？胎盘早剥？可是胎盘看着还好呀！回声均匀，没有增厚，后方很干净，位置也不低，是不是要把师父请过来啊？

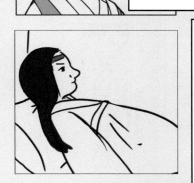

师父，我确实看着胎儿、胎盘没事，您来看看！

小Q，谁说孕妇肚子疼就是孩子有事？你看她子宫外面腹腔深方有浓稠感的积液，右边有一个包块，想想这种内部透声这么差的囊肿是什么？

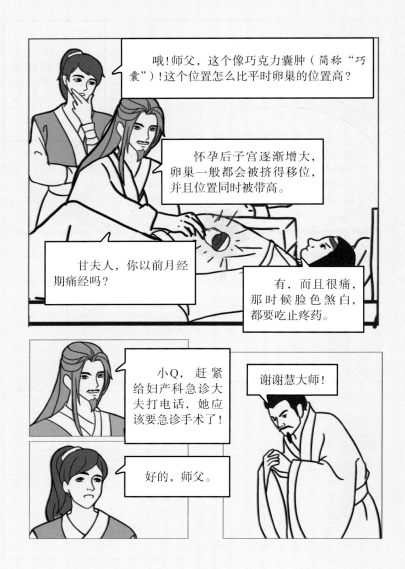

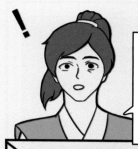

师父，这次实战我真的是太大意了，只关注于大家都重点关注的胎儿，没想到是胎儿以外的隐疾。您能给大家再普及一下巧克力囊肿的知识吗？

巧克力囊肿可不是卵巢生出巧克力，或者巧克力吃多了长出的囊肿。

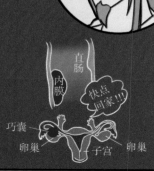

巧克力囊肿又称子宫内膜异位症，是原本长在子宫中间的内膜出现在子宫内膜以外的地方，而子宫内膜是经血的来源，所以在来月经的时候，这些异位的子宫内膜就会形成经血堆积在囊腔里，切开后看到里面的液体像巧克力的颜色和质地，所以称为巧克力囊肿。

直肠

内膜

快点回家!!!

巧囊

卵巢　　　　子宫　　　卵巢

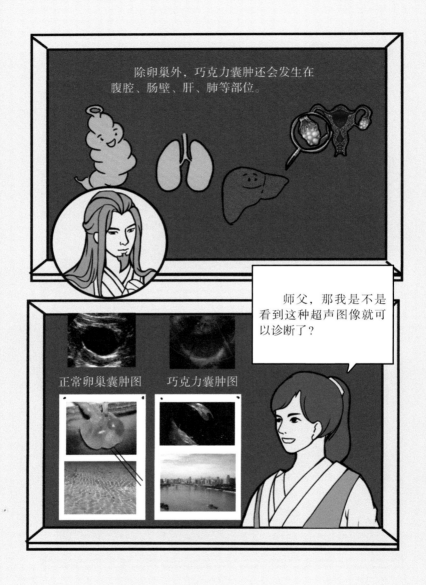

除卵巢外，巧克力囊肿还会发生在腹腔、肠壁、肝、肺等部位。

正常卵巢囊肿图　　巧克力囊肿图

师父，那我是不是看到这种超声图像就可以诊断了？

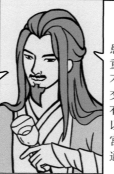

不是的，卵巢的成熟卵泡排完卵之后形成的黄体不是有时候也长这样吗？

超声也必须要结合患者的临床情况，如要重点询问患者有无月经不调、痛经、腹痛、性交痛、不孕、家族有没有别人得过巧克力囊肿，以及是否有手术史如剖宫产、人流术、输卵管通液术等。

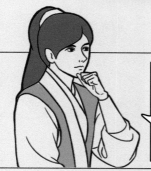

师父，那巧克力囊肿就是一包血，除疼痛和破裂外，还有别的什么严重后果吗？

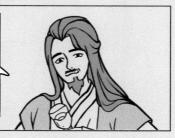

它也会造成不孕，25%不孕和巧克力囊肿有关，同时它有1%的癌变可能。

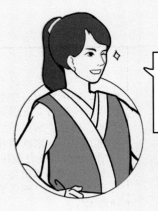

师父，超声是巧克力囊肿最好的检查方式吗？

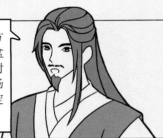

超声是巧克力囊肿的首选检查方式，经阴道超声能看得更清楚一些，盆腔CT及MRI倒是也可以，但CT有射线，MRI又昂贵。不过对于腹腔、直肠等子宫内膜异位病灶，MRI还是有一定优势的。

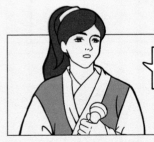

巧克力囊肿一般怎么治疗呢？

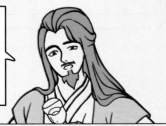

根据患者情况及要求个体化治疗，可采取药物、超声引导下穿刺抽吸治疗或手术治疗。

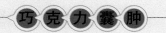

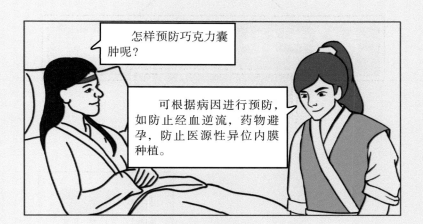

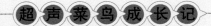

刘姥姥突然暴瘦

卵巢癌

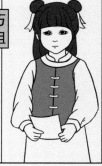

巧姐

孩子，你哪里不舒服？

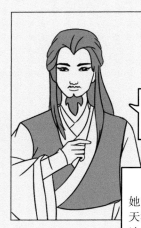

不是我，是我姥姥，她走得慢，在后面。前几天社区医生说可能不太好，让我们一定要上大医院查，姥姥当时吓到了。

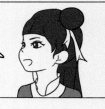

好的，真懂事，请她进来吧。

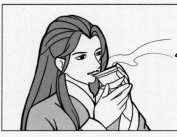

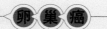

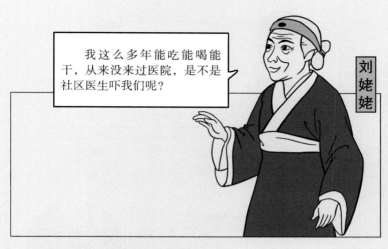

我这么多年能吃能喝能干，从来没来过医院，是不是社区医生吓我们呢？

刘姥姥

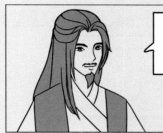

那您最近有什么症状吗？

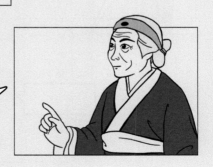

我是最近半年发现下边儿（阴道）有间断性少量出血、流液，偶尔肚子胀痛，一直也没在意，最近体重下降明显，肚子也痛得厉害。

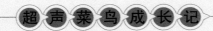

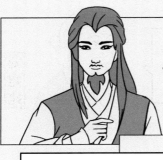

目前您膀胱充盈得不是特别好，还能再憋会尿吗？

大夫，这是我憋最大程度了，我上年纪了，憋不住尿了。

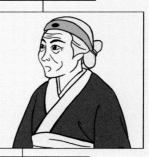

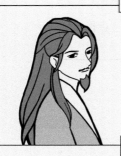

那选择经阴道超声检查吧，不用憋尿，对于子宫、卵巢的病变显示得也比较清楚。

好的。

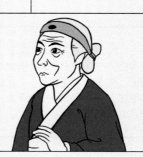

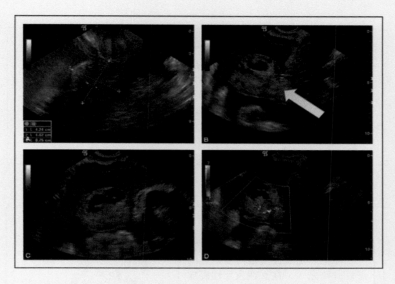

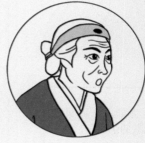

大夫，我情况怎么样？

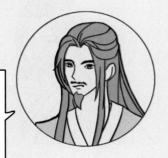

您的右附件区有一个囊实性占位性病变，就是箭头所指的地方，而且血流较丰富，盆腔内还有不少积液，得考虑不好的肿瘤了。

161

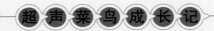

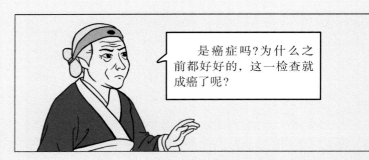

是癌症吗?为什么之前都好好的,这一检查就成癌了呢?

卵巢癌是女性生殖器官常见的恶性肿瘤之一,在女性致死性癌症中排第4位。由于恶性卵巢肿瘤起病隐匿,早期无任何症状,大部分病例在发现时已是晚期。

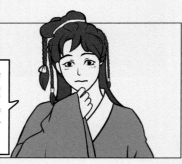

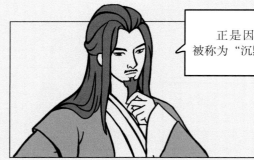

正是因为如此,卵巢癌被称为"沉默的杀手"。

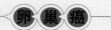

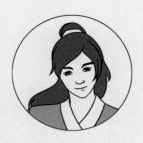

师父，卵巢癌都有哪些分类？如何根据超声图像判断？

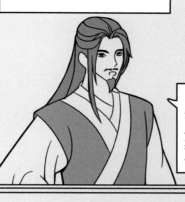

卵巢癌种类繁多复杂，部分肿瘤在超声上有一定的特点，可以帮助判别类型。但晚期恶性肿瘤超声表现极为类似，难以判断具体病理类型。

这是临床上常见、超声表现上较有特征性的几类：

1.以囊实性回声为特征的恶性卵巢肿瘤，包括浆液性囊腺癌、黏液性囊腺癌、未成熟畸胎瘤和成熟性畸胎瘤恶变、卵巢子宫内膜样腺癌。

2.以实性肿块为表现者，包括颗粒细胞瘤、无性细胞瘤、内胚窦瘤和卵巢转移癌。

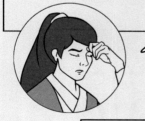

这么多类型，有没有一些比较好鉴别的超声表现呢？

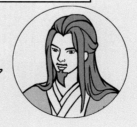

我结合一些超声图片给你说说吧。

卵巢肿瘤的超声声像图分类

分型	图像特征	二维超声特征	彩超表现	恶性可能
I型 单纯囊性型		单侧或双侧，可以单囊或多囊同时存在，可有单个或数个细而光滑分隔，内部完全无回声	囊壁上少许血流信号、低速、中等阻力血流频谱，瘤内无血流信号	<3%
II型 内部有回声囊性型		囊肿内部无或有细薄分隔，囊内部分或全部含点状或短线状回声	囊壁上少许血流信号、低速、中等阻力血流频谱，瘤内无血流信号	<3%
III型 含光团混合性回声型		囊内实性部分为均质或不均质高回声，边缘粗糙或平滑、边界清，位于中部或边缘，可伴后方声衰减	囊壁上少许血流信号、低速、中等阻力血流频谱，瘤内无血流信号或少许血流信号	<3%
IV型 囊性为主混合性回声型		囊内含实性成分，与III型不同在于其实性部分轮廓不规整，分隔粗细不均	囊内实质部分血流信号较丰富，中等阻力血流频谱	≈50%
V型 实性为主混合性回声型		肿块内大部分为实性，小部分为液性成分，实性部分可为均质或不均质	肿块实质部分血流丰富，极易记录到低阻力血流频谱	≈70%
VI型 实性回声型		肿块内完全为实性成分，回声可为均质或不均质	肿块实质部分血流丰富，记录到中阻力血流频谱	≈30%

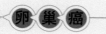

首先，卵巢肿瘤的超声图像有各种类型。

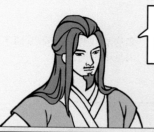

实性为主，形态不规则，内部回声以不规则中等回声为主，间以不规则无回声区。

卵巢浆液性乳头状癌

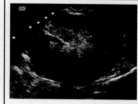

囊实性，形态不规则，内部可见分隔厚薄不一，并可见不规则中等回声及无回声。

卵巢黏液性囊腺癌

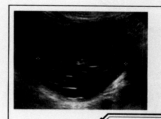

囊实性，以无回声为主，内见形态不规则低回声区伴钙化。

未成熟畸胎瘤

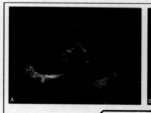

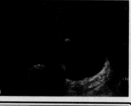

165

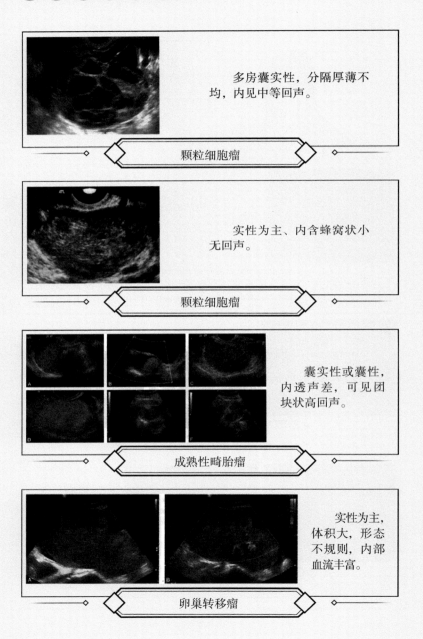

多房囊实性，分隔厚薄不均，内见中等回声。

颗粒细胞瘤

实性为主、内含蜂窝状小无回声。

颗粒细胞瘤

囊实性或囊性，内透声差，可见团块状高回声。

成熟性畸胎瘤

实性为主，体积大，形态不规则，内部血流丰富。

卵巢转移瘤

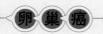

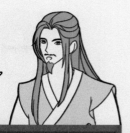

这是部分卵巢癌的超声图像，不过超声检查通常很难在术前确定卵巢恶性病变的病理类型，必须密切结合临床病史、症状及体征进行综合判断。

鉴别内容	良性肿瘤	恶性肿瘤
病史	病程长，逐渐增大	病程短，迅速增大
体征	单侧多，活动，囊性，表面光滑，一般无腹水	双侧多，固定，实性或半囊半实，表面结节状不平，常伴腹水，多为血性，可能查到肿瘤细胞
一般情况	良好	逐渐出现恶病质
癌抗原（CA12-5）	正常	升高
二维超声		
回声类型	单纯囊性、透声差囊性及实性部分	壁厚薄不均，分隔粗细不均
肿瘤壁及分隔	边清、壁薄、分隔细而均匀	IV型、V型和VI型
内部回声	较单纯，液性暗区为主，内壁光滑，实性部分边界清	内回声杂乱，实性回声区呈块状不均质，囊性与实性区分界不清，回声多样
彩超表现		
血流分布	无或少量血流，分布在包膜或细隔上	包膜或实性部分血流丰富
血流阻力指数	> 0.40	≤ 0.40
最大血流速度	< 15cm/s	≥15cm/s
转移灶	无	III期以上能发现转移灶

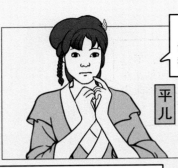

大夫，姥姥为什么会得这个病呢？卵巢癌都会有哪些症状呢？

平儿

卵巢癌目前病因尚未完全明确，多发于围绝经期女性，可能与内分泌因素、持续排卵（未婚、未育者）、遗传和家族因素、环境因素等有关。

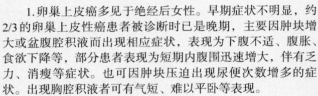

　　1.卵巢上皮癌多见于绝经后女性。早期症状不明显，约2/3的卵巢上皮性癌患者被诊断时已是晚期，主要因肿块增大或盆腹腔积液而出现相应症状，表现为下腹不适、腹胀、食欲下降等，部分患者表现为短期内腹围迅速增大，伴有乏力、消瘦等症状。也可因肿块压迫出现尿便次数增多的症状。出现胸腔积液者可有气短、难以平卧等表现。

　　2.卵巢恶性生殖细胞肿瘤常见于年轻女性，临床表现与上皮癌有所不同，早期即出现症状，除腹部包块、腹胀外，常可因肿瘤内出血或坏死感染而出现发热，或因肿瘤扭转、肿瘤破裂等而出现急腹症的症状。

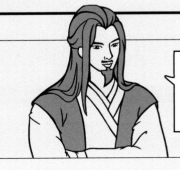

　　除超声检查外，刘姥姥还需要结合其他检查来综合判断，如抽血化验肿瘤标志物等。

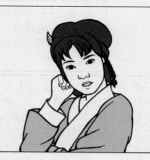

需要化验哪些肿瘤标志物呢？

关于卵巢肿瘤的标志物有CA12-5、癌胚抗原（CEA）、甲胎蛋白（AFP）、人绒毛膜促性腺激素（HCG）及性激素，它们分别对应不同的卵巢癌类型：

1. CA12-5（浆液性癌、卵巢上皮性癌多见，与病情缓解或恶化相关，可用于病情监测）。

2. CEA：对黏液性癌有特异性诊断。

3. AFP：对卵黄囊癌有特异性诊断。

4. HCG：对非妊娠性绒毛膜癌有特异性诊断。

5.性激素：颗粒细胞癌、卵泡膜细胞瘤可产生较高水平的雌激素。

此外，还可以做腹腔镜检查和细胞学检查。

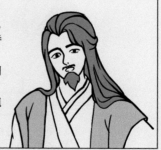

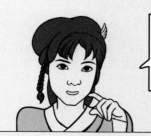

大夫，做完这些检查如果确认是恶性的话，接下来是做手术吗？是不是切了以后就没事了？

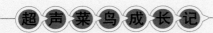
是否手术等治疗问题，还得结合所有的检查。是癌的话，最好还是手术，再联合放疗、化疗等综合治疗。

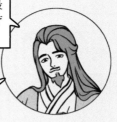

卵巢癌易复发，不是说手术切掉就没事了，还需长期随访和监测。一般第一年每隔3个月复查一次，第二年后每隔4～6个月复查一次，五年后每年随访一次。

每次随访的内容不仅包括症状、体征、全腹及盆腔检查，还要进行超声和血清肿瘤标志物检查，必要时要做CT、MRI或PET检查。

大夫，卵巢癌可以预防吗?我的女儿们还年轻，要注意些什么吗?

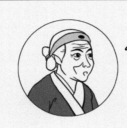

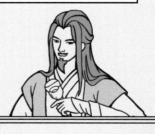

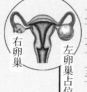

右卵巢　左卵巢占位

可以积极采取措施，对高危人群严密监测随访，早期诊治是可以改善预后的。

1.提倡高蛋白、富含维生素A、避免高胆固醇饮食，高危妇女可口服避孕药预防。

2. 30岁以上妇女应每年做妇科检查，高危人群每半年查一次。

3.早发现、早诊断、早处理，卵巢增大或卵巢囊肿时，有以下指征者应及时处理：有卵巢实性肿块、卵巢囊肿直径＞8cm、青春期前和绝经后期、生育年龄正在口服避孕药或囊肿持续存在超过2个月。

4.严密随访高危人群（具有卵巢癌家族史、不孕、乳腺癌或胃癌等病史）。

林娘子长结节了
甲状腺结节

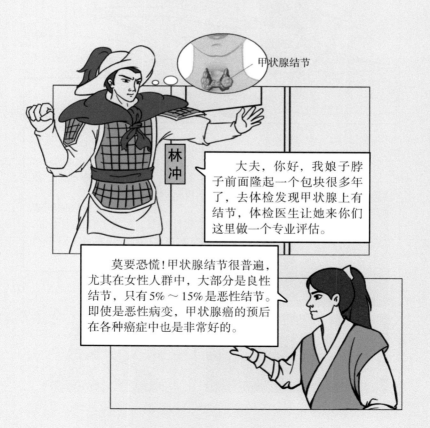

甲状腺结节

林冲

大夫，你好，我娘子脖子前面隆起一个包块很多年了，去体检发现甲状腺上有结节，体检医生让她来你们这里做一个专业评估。

莫要恐慌！甲状腺结节很普遍，尤其在女性人群中，大部分是良性结节，只有5%～15%是恶性结节。即使是恶性病变，甲状腺癌的预后在各种癌症中也是非常好的。

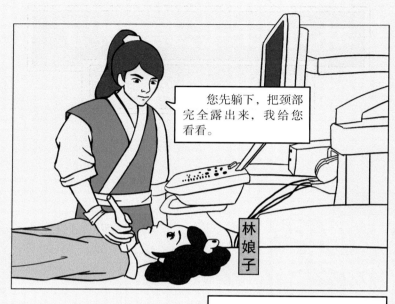

您先躺下，把颈部完全露出来，我给您看看。

林娘子

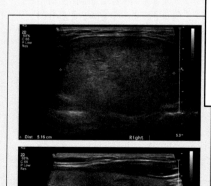

甲状腺右叶中部见到一个等回声实性结节，5.2cm×4.2 cm×3.2cm，边界清，形态规则，内可见少许血流信号。

左叶内见多个混合回声囊实性结节，较大者位于中下部，1.6cm×1.1cm×0.8cm，内可见血流信号。

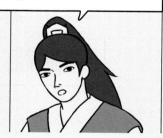

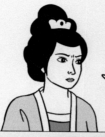

大夫，我的结节这么大是不是很严重啊？

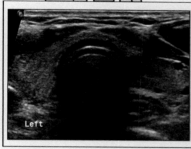

Left

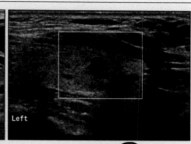

Left

甲状腺结节不以大小论良恶性，你这个虽然大，但大部分是良性的。你看上面图像上的结节很小，可它是恶性的。

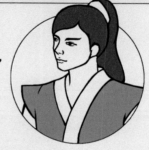

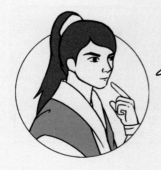

我给你说说如何通过声像图来判定结节的良恶性。通常恶性结节的可疑超声特征有：
1.实性。
2.低回声或极低回声。
3.边界不规则。
4.微钙化。
5.纵横比＞1。

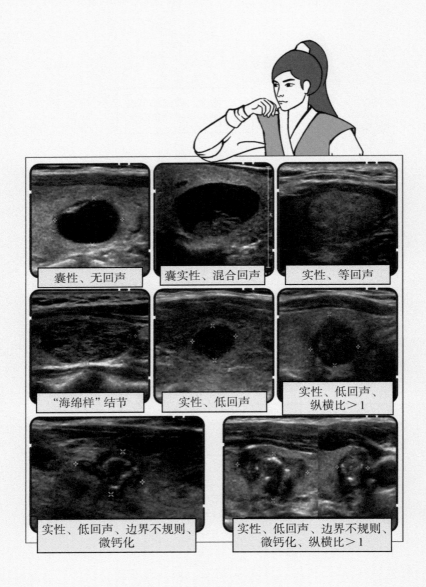

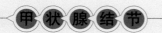

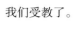

我们受教了。

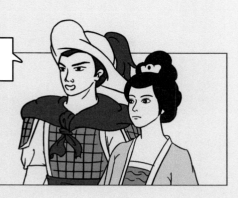

通过声像图可以看到结节的特征表现，只要是有其中的一点都是恶性结节吗？

当然不是。不能单靠其中的一点就说结节是恶性的还是良性的。现在有3种评估结节的方法，分别是美国甲状腺学会（ATA）分级、美国放射学会（ACR）分级及中国中华超声医学会分级。

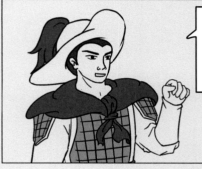

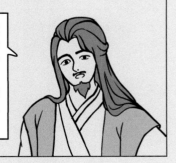

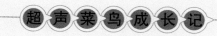

美国甲状腺学会（ATA）成人甲状腺结节与分化型甲状腺癌治疗指南超声风险分级

恶性风险分层	超声特征	恶性风险	FNA（结节最大径）
良性	囊性结节	<1%	无须FNA
极低度可疑	"海绵"样的结节；囊实性结节实性部分不偏心、无微钙化、边缘不规则、纵横比>1及被膜外侵犯	<3%	≥2.0cm
低度可疑	等回声或高回声的实性结节或囊实性结节的实性结节部分不偏心、无微钙化、边缘不规则、纵横比>1及腺体外侵犯	5%～10%	≥1.5cm
中度可疑	实性低回声结节、边缘光滑、规则、无微钙化、纵横比>1及腺体外侵犯	10%～20%	≥1cm
高度可疑	实性低回声结节或囊实性结节中的实性成分为低回声、同时具有以下一项或多项超声特征：不规则边缘（小分叶、毛刺、浸润状）；微钙化；纵横比>1；边缘钙化中断、低回声突出钙化外；腺体外侵犯。	70%～90%	≥1cm

美国放射学会（ACR）甲状腺影像报告和数据系统（TI-RADS）

TI-RADS

成分
- 囊性或几乎囊性 0分
- 海绵征 0分
- 囊实性 1分
- 实性或几乎实性 2分

回声
- 无回声 0分
- 高回声或等回声 1分
- 低回声 2分
- 极低回声 3分

形态
- 纵横比≤1 0分
- 纵横比>1 3分

边缘
- 光滑 0分
- 边界不清 0分
- 分叶或不规则 2分
- 腺体外侵犯 3分

强回声灶
- 无或大彗星尾征 0分
- 粗大钙化 1分
- 周边钙化 2分
- 点状强回声 3分

- 0分 → TR1 良性（<2%） 无须FNA
- 2分 → TR2 非可疑恶性（<2%） 无须FNA
- 3分 → TR3 轻度可疑恶性（5%） 结节最大直径≥2.5cm，FNA；结节最大直径≥1.5cm，随访
- 4～6分 → TR4 中度可疑恶性（<5%～20%） 结节最大直径≥1.5cm，FNA；结节最大直径≥1.0cm，随访
- ≥7分 → TR5 高度可疑恶性（>20%） 结节最大直径≥1.0cm，FNA；结节最大直径≥0.5cm，随访

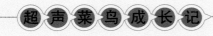

甲状腺结节超声恶性危险分层的中国指南（C-TIRADS）

C-TIRADS	含义	分值	恶性率（%）	FNA
TIRADS 1	无结节	无分值	0	无须处理结节相关问题
TIRADS 2	良性	−1	0	无须FNA
TIRADS 3	良性可能	0	<2	无须FNA
TIRADS 4				
TIRADS 4A	低度可疑恶性	1	2～10	>1.5cm，如果多灶，或紧邻被膜、气管、喉返神经，则>1.0cm建议FNA
TIRADS 4B	中等可疑恶性	2	10～50	>1.0cm，如果多灶，或紧邻被膜、气管、喉返神经，则>0.5cm建议FNA
TIRADS 4C	高度可疑恶性	3～4	50～90	同4B类结节
TIRADS 5	高度提示恶性	5	>90	同4B类结节
TIRADS 6	活检证实的恶性	—	—	—

分值计算：垂直位、实性、极低回声、点状强回声、边缘模糊／不规则或腺体外侵犯各+1分。点状强回声（彗星尾）−1分。

注：1. 垂直位可在横切面或纵切面评估；2. 点状强回声可分为微钙化、彗星尾伪影和意义不明确三种类型。当结节内同时出现上述三种类型，只记录微钙化，并在计数时才予以记录，并在计数时减1分。

FNA：细针穿刺活检。

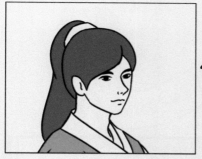

你的小结节性质都还好，这个大结节的分级，ATA分级为低风险，C-TIRDS分级为C-TI-RDS4a，ACR分级为TR 3级。建议你做超声引导下细针穿刺活检（FNA）。

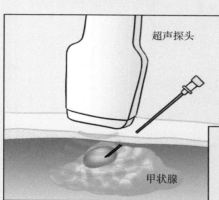

超声探头

甲状腺

FNA 能够取得细胞学病理结果，为鉴别良恶性提供更多的证据。如果穿刺结果考虑为恶性，则需要根据穿刺活检的病理情况进行手术。

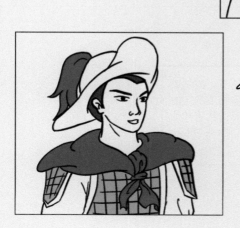

那如果是良性的，这部分患者该如何治疗呢？

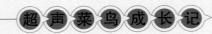

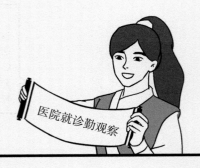

医院就诊勤观察

　　大多数良性结节不需要手术，如果出现了以下几种情况，可以考虑手术：

　　1.推荐对4cm以上的结节进行手术，结节过于巨大，压迫周围器官，如气管和食管，出现与结节明显相关的局部压迫症状。

　　2.合并甲状腺功能亢进，内科治疗无效。

　　3.肿物位于胸骨后或纵隔内。

　　4.结节进行生长，考虑有恶变倾向或合并甲状腺高危因素。

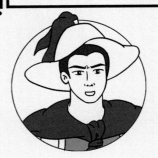

　　那手术会有什么危险吗？

　　手术切除了结节，当然就解决了这个甲状腺结节的定时炸弹，但术后会有甲状腺功能低下、声音嘶哑、低钙等潜在风险。

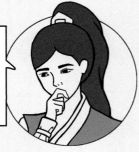

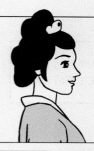

我听说很多人都有甲状腺结节，那为什么甲状腺会长结节呢？

甲状腺结节发病原因尚不明确，考虑与遗传、环境、内分泌、辐射、饮食等各种因素有关。如果结节考虑良性，甲状腺功能也正常，碘盐的使用与否不是至关重要的因素，最主要还是保持良好心态，作息、饮食规律，正确看待疾病。

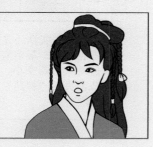

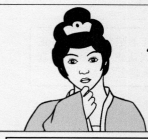

那得了甲状腺结节，饮食上需要注意什么呢？

目前对甲状腺结节患者的饮食还没有十分统一的认识，建议甲状腺结节的患者正常、均衡饮食即可，对于海鲜、海带、紫菜等食物，需适量食用，少吃辛辣刺激、高脂、高胆固醇的食物，多吃蔬菜水果等，尽量戒烟限酒。

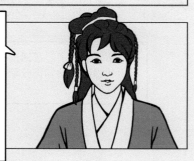

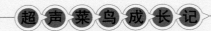

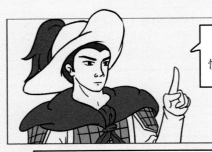

那甲状腺结节会慢慢变小或逐渐消失吗？

无论囊实性还是实性结节都不会消失，最多囊性成分吸收后结节可能变小，故各种让结节消失的"神药"一般没有理论依据。

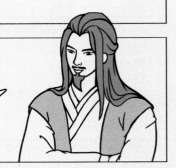

有了结节莫惊慌，正确客观认识甲状腺结节就能够从容应对。

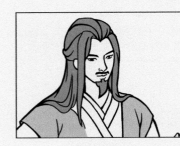

谢谢各位了。我回去把关于甲状腺结节的知识分享给江湖好汉们！

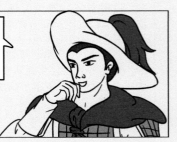

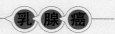

迎春之泪·乳腺癌

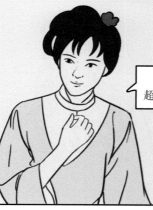

大夫，我要做个乳腺超声。

迎春姑娘，快躺下，我来检查一下。

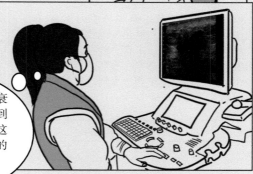

右乳有一个大肿块，形态不规则，部分边界不清，后方回声衰减，里面还可以看到一些微小钙化灶，这个包块看着是典型的恶性表现啊！

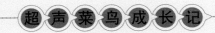

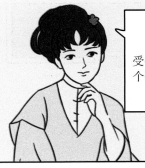

很严重吗?我发现这块儿很硬,以为是受伤了。我丈夫经常酗酒,会打伤我,但这个硬块已经好久了,还越来越大。

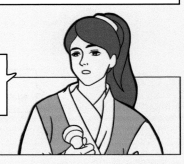

这个不太像外伤,超声看着这个包块不太好,所以建议您去乳腺外科看看。

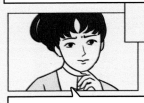

难道是乳腺癌?是什么原因导致的呢?

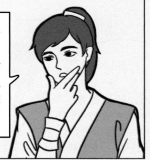

不完全清楚,但和一些因素有关,如家族史、初潮早、绝经迟、月经周期短、未婚、未育、晚育、未哺乳、长期外源性激素、自然流产和人工流产、口服避孕药、大剂量放射性照射及绝经后肥胖等。

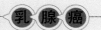

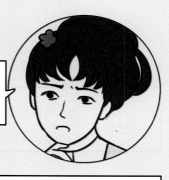

乳腺癌有什么样的表现呢？

一般早期会发现乳腺肿块，乳房的皮肤会有变化，乳头改变或有血性溢液，有时乳房的外形会有变化，腋窝会有异常淋巴结出现。

硬化

局部凹陷

皮肤溃烂

发红 / 发热

乳头溢液

小凹点

肿块

静脉显现

乳头内陷

不对称

橘皮样改变

深部硬结

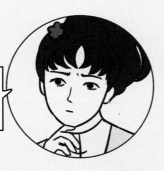

用什么方法可以检查出乳腺癌呢？

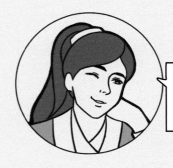

超声、钼靶是检查乳腺癌方便又比较准确的方法，必要时可以做MRI检查。

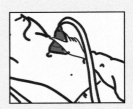

乳腺超声

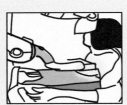

乳房钼靶

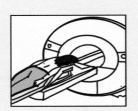

乳腺MRI

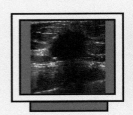

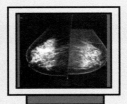

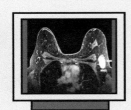

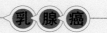

大多数乳腺癌超声图"张牙舞爪",像个螃蟹。

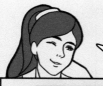

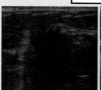
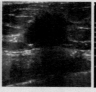

当然也有圆溜溜的像个鸭蛋的乳腺癌,如髓样癌、黏液癌,看着好,其实是恶性的。

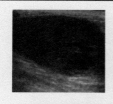
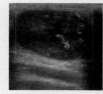
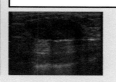
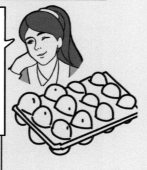

有的更是"魔鬼天使",如印戒细胞癌,极像结婚戒指。

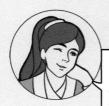
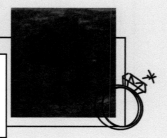

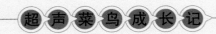
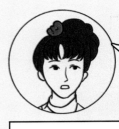

没有你解释的话，我看不太懂图的。我怎么从超声报告上看得出是好的还是坏的结果呢？

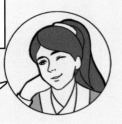

一般我们会在结论的位置写上分级：

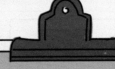

0级：不完整评估（不能有效评价病变或检查不满意）

1级：阴性，定期随访

2级：确定良性，定期随访

3级：良性可能大，短期随访（6个月），恶性可能性 ≤2%

4级：可疑恶性，需要进行活检恶性（4a，恶性可能性3%～10%；4b，恶性可能性11%～50%；4c，恶性可能性51%～94%）

5级：高度可疑恶性，恶性可能性≥95%采取治疗

6级：活检已经证实为乳腺癌

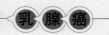

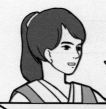

临床医生关于乳腺癌的分期是这样的。

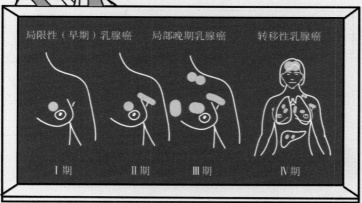

局限性（早期）乳腺癌　　局部晚期乳腺癌　　转移性乳腺癌

Ⅰ期　　　　Ⅱ期　　　　Ⅲ期　　　　Ⅳ期

那乳腺癌该如何治疗呢？

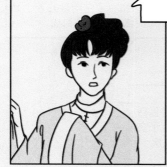

根据患者的情况行手术、放射性治疗、化学药物治疗、内分泌治疗、生物靶向治疗或中医辅助治疗。

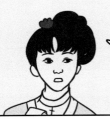

乳腺癌术后会复发吗？

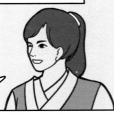

乳腺癌总体预后较好，早期乳腺癌90%以上可以治愈。

若患者发现时已侵犯皮肤或有腋窝淋巴结转移的情况，则复发概率可高达70%～80%，此时应积极配合医生治疗进一步提高生存率，减少痛苦。

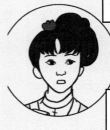

乳腺癌术后患者怎样复查？

术后第一年内每三个月复查一次；第二年、第三年内每半年复查一次。每次复查项目包括双侧乳腺腋窝彩超、肝胆胰脾肾彩超、子宫附件彩超、X线胸片，其中半年和一年时需要加做骨扫描。

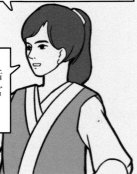

以后每年复查一次。每次复查项目包括双侧乳腺腋窝彩超、肝胆胰脾肾彩超、子宫附件彩超、X线胸片、骨扫描隔年做一次。

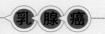

乳腺癌术后并发症有哪些?

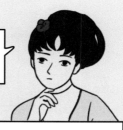

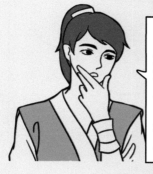

乳腺癌术后并发症主要有上肢水肿、皮下积液、皮瓣感染坏死。术后应尽早开始锻炼,从握拳、屈肘开始,术后1个月能摸到对侧耳朵,以后坚持做爬墙运动,每日50～100次。

避免患者过度用力、患肢负重;避免不恰当的运动损伤、注意休息、抬高肢体原则。

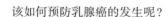

该如何预防乳腺癌的发生呢?

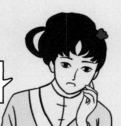

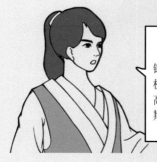

养成良好的生活习惯,保持心情舒畅。锻炼身体,劳逸结合。合理均衡饮食。积极治疗乳腺病。避免滥用雌激素药物。对高危人群用药物预防。养成自检习惯,定期体检。

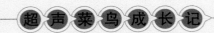

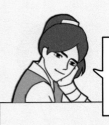

自检的方法其实很简单，可以参照这幅图去做。

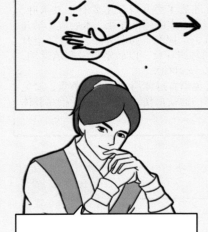

迎春姑娘，我现在只能看到乳腺内部的病灶，目前腋窝淋巴结没有问题，其他地方还不知道，希望没事，你找外科大夫看看吧！

谢谢大夫。

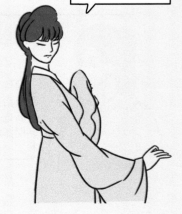

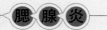
巧姐脸红了

腮腺炎

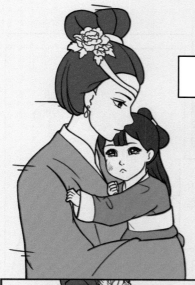

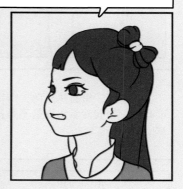

母亲，我脸好痛、好热啊！

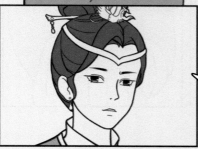

宝贝儿，忍一忍，母亲带你去看医生。

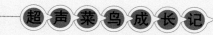

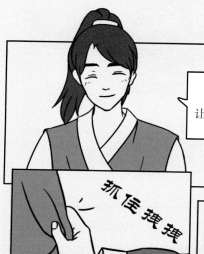

巧姐，告诉叔叔哪里不舒服，让叔叔给你看看。

抓佳搜搜

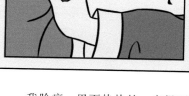

我脸痛，里面热热的，痛得不能吃饭，帮我看看里面是不是长小虫子啦？

巧姐幻想的虫子

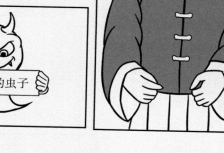

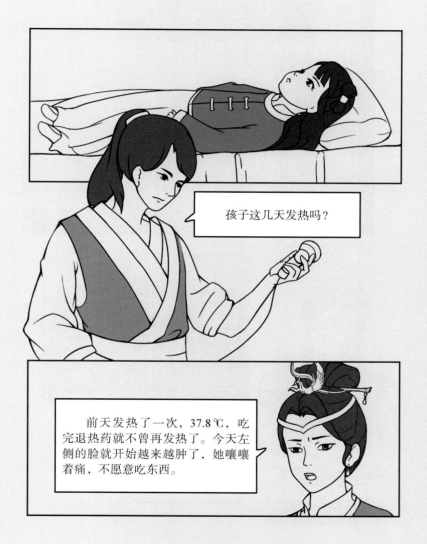

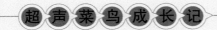
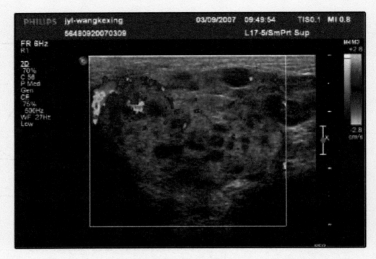

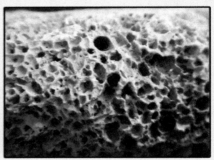

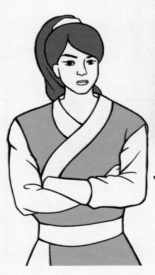

　　腮腺肿大，内回声不均，可见多发片状低回声，血流稍丰富，考虑腮腺炎。

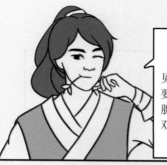

熙凤姐姐，腮腺炎是一种比较常见的口腔疾病，以婴幼儿多见，主要是由婴幼儿免疫力较低造成。腮腺是涎腺中最大的腺体，位于面部双侧。

点头

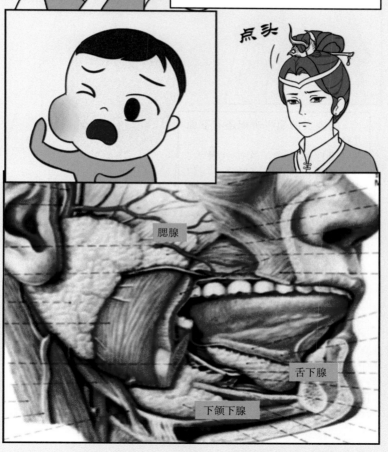

腮腺

舌下腺

下颌下腺

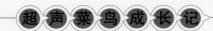

只要是这样的，就是腮腺炎吗？

腮腺炎的超声表现还有下面几种。

慢性腮腺炎：弥漫性肿大，有清晰界限，内回声增强，均匀强回声光点、光斑。

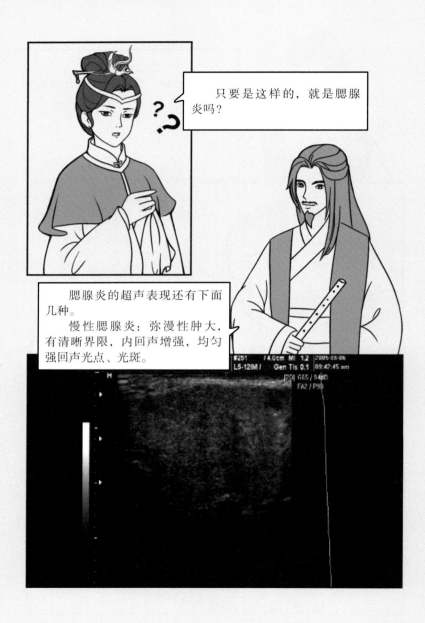

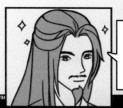

弥漫型：腺体光点分布不均匀，回声偏低，累及整个腺体，可增大。

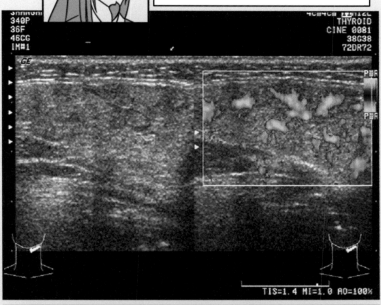

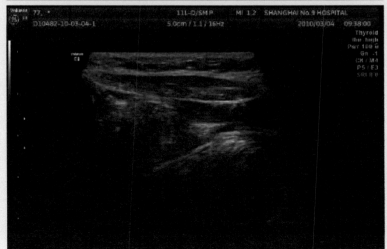

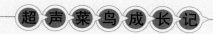

团块型：腺内一个或多个低回声区，边界不清，回声不均，周边组织可正常。

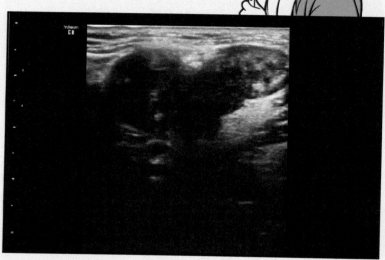

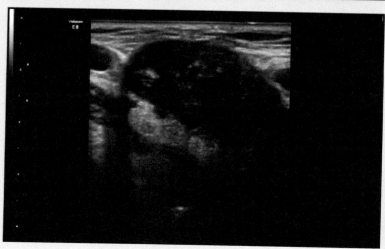

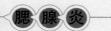

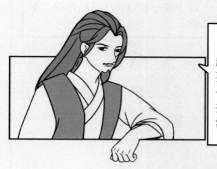

根据巧姐的临床表现和超声图像，她应该是腮腺炎。要判断她的病因，还需要结合流行病学资料及实验室检查。不同病因导致的腮腺炎治疗方式是不一样的。

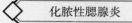

化脓性腮腺炎

化脓性腮腺炎是由细菌引起的，需要用抗菌治疗。

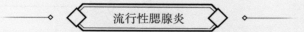

流行性腮腺炎

流行性腮腺炎是由病毒引起的，要抗病毒治疗，还需要隔离。

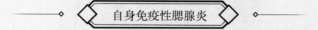

自身免疫性腮腺炎

自身免疫性腮腺炎是由自身免疫性疾病导致的，需要治疗自身免疫性疾病，同时还要一定的对症治疗。

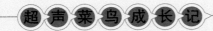

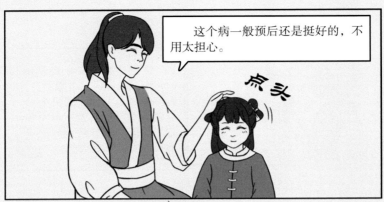

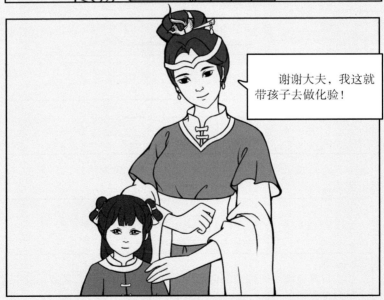

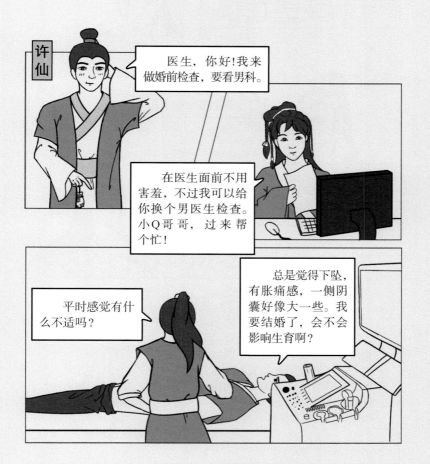

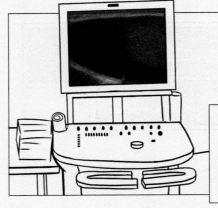

你有睾丸鞘膜积液，目前看着不是太严重，但如果长期存在并加重，估计就会影响生育了，结了婚就赶紧要孩子吧！

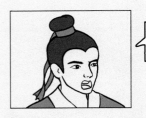

知道了，医生。谢谢你！什么是睾丸鞘膜积液呢？

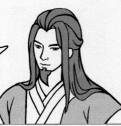

我们先来了解一下睾丸鞘膜的解剖。

睾丸鞘膜为男性腹膜的延续，分为壁层和脏层。壁层衬贴于精索内筋膜的内侧，脏层覆盖于睾丸和附睾的表面，在睾丸后缘处，脏层与壁层互相移行。脏层与壁层之间的腔隙，即鞘膜腔，内含少量液体。

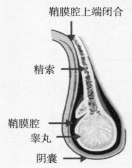

鞘膜腔上端闭合

精索

鞘膜腔

睾丸

阴囊

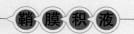

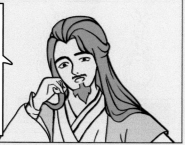

原发性鞘膜积液相对比较少见，大部分由后天因素，如睾丸炎、附睾炎、精索炎、梅毒、结核病、睾丸肿瘤等引起。另外，外伤也容易导致此病，在日常生活中要注意保护好自己。

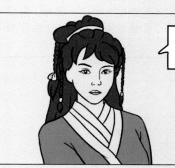

外伤也是一个因素！

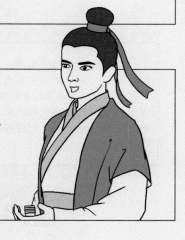

看来我得注意保护自己了。

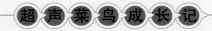

鞘膜积液的分类

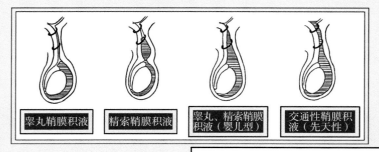

| 睾丸鞘膜积液 | 精索鞘膜积液 | 睾丸、精索鞘膜积液（婴儿型） | 交通性鞘膜积液（先天性） |

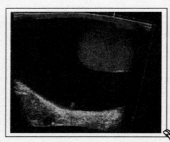

其中，以睾丸鞘膜积液最为常见，阴囊内有液体呈无回声区，液体三面包绕睾丸周围，睾丸、附睾贴附于阴囊的壁上形成"三面环水一面岸"。

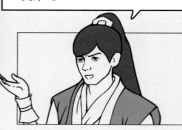

其次是精索鞘膜积液，又称精索囊肿，为鞘状突在发育阶段未完全闭合，其精索段积液所致。病变多呈梭形或圆柱形无回声肿物，包膜完整清晰，与腹腔无通联关系。

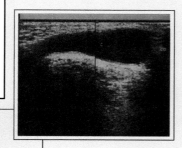

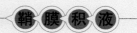

　　睾丸精索鞘膜积液比较少见；交通性鞘膜积液（先天性）多发生在新生儿，成人比较少见。

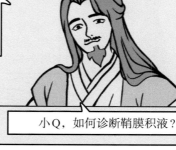

　　小Q，如何诊断鞘膜积液？

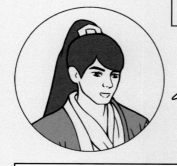

　　患者一般会出现症状，最明显的就是睾丸体积增大，有下坠感或伴有疼痛，最一目了然的诊断方法就是做超声检查。

　　需要注意的一点是要和腹股沟疝进行鉴别。自己在家就可以初步鉴别一下，鞘膜积液里都是液体，用手电筒照阴囊表面看到皮肤及阴囊内组织呈鲜红色，睾丸呈黑色阴影。疝的内容物是肠管，不透光，这就是"透光试验"。

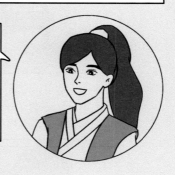

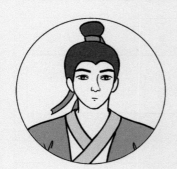

　　我回家自己做一下看看。那该如何治疗呢？

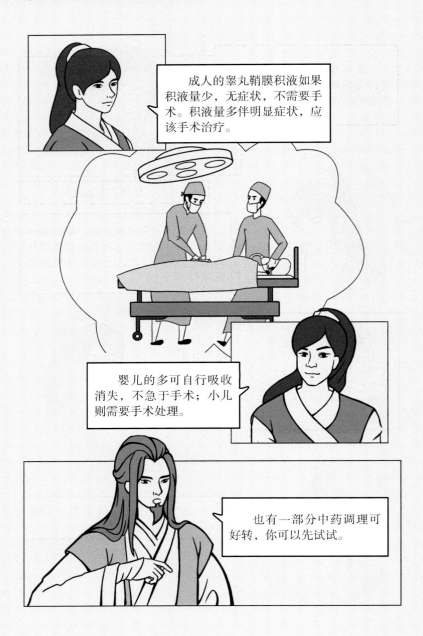

成人的睾丸鞘膜积液如果积液量少，无症状，不需要手术。积液量多伴明显症状，应该手术治疗。

婴儿的多可自行吸收消失，不急于手术；小儿则需要手术处理。

也有一部分中药调理可好转，你可以先试试。

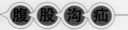

小白龙鼓了个包

腹股沟疝

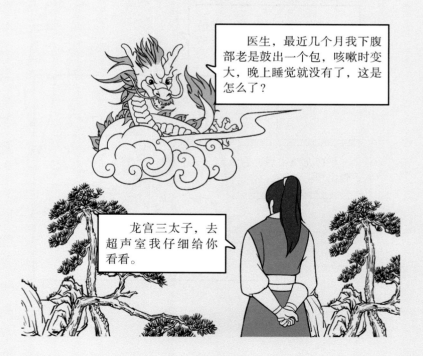

医生，最近几个月我下腹部老是鼓出一个包，咳嗽时变大，晚上睡觉就没有了，这是怎么了？

龙宫三太子，去超声室我仔细给你看看。

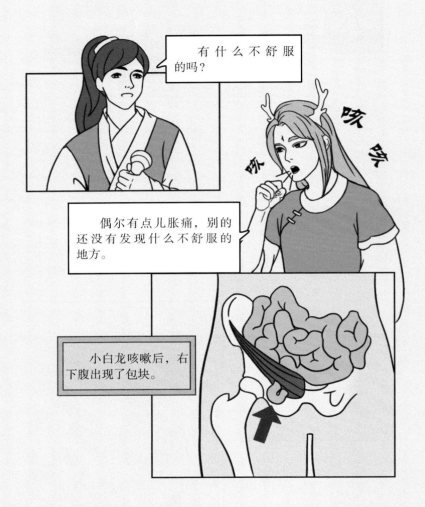

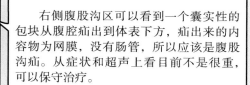

右侧腹股沟区可以看到一个囊实性的包块从腹腔疝出到体表下方，疝出来的内容物为网膜，没有肠管，所以应该是腹股沟疝。从症状和超声上看目前不是很重，可以保守治疗。

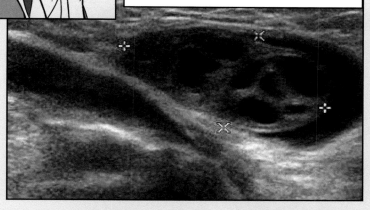

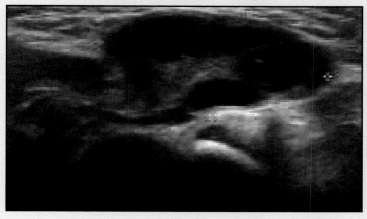

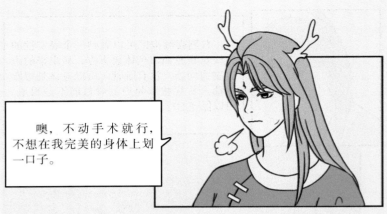

噢，不动手术就行，不想在我完美的身体上划一口子。

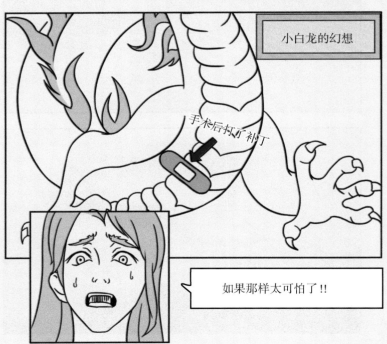

小白龙的幻想

手术后打矿补丁

如果那样太可怕了!!

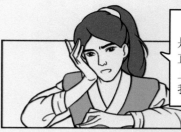

绒儿，我虽然初步诊断出是腹股沟疝，但区分不出来是直疝还是斜疝，虽然从发病率上斜疝比较高发，确诊的标准我还不明确，给我具体讲讲吧！

没有问题！咱们先了解一下腹股沟的解剖结构。

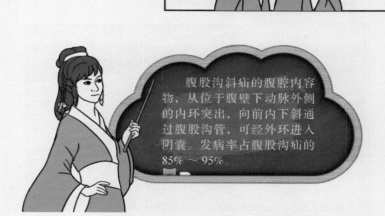

腹股沟斜疝的腹腔内容物，从位于腹壁下动脉外侧的内环突出，向前内下斜通过腹股沟管，可经外环进入阴囊。发病率占腹股沟疝的85%～95%。

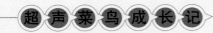
腹股沟直疝的腹腔内容物，从腹壁下动脉内侧的腹股沟三角直接向前突起，不穿过腹股沟内环，一般不进入阴囊。较腹股沟斜疝少见，仅为腹股沟疝病例的5%。

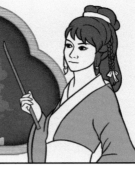

超声鉴别斜疝和直疝主要是观察疝出的内容物是在腹壁下动脉的内侧还是外侧。内侧为直疝，外侧为斜疝。只是有时候腹壁下动脉不好找到，也可以观察疝囊袋与精索的关系，两者是否延续，延续的为斜疝。

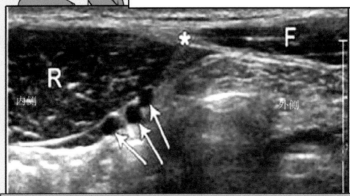

腹直肌外侧缘（R）矢状位图像：腹壁下动脉和静脉（箭头所示）刚好穿越半月线。F为腹斜肌群。

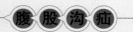

好复杂啊，绒儿，我能简单地概括一下吗？我画个简单的示意图如下，对不对？

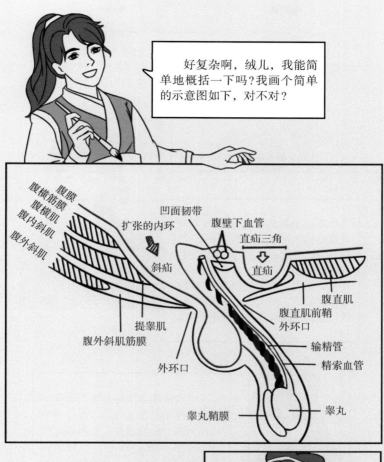

对的！下次再遇到这种病例，你就知道如何鉴别了。

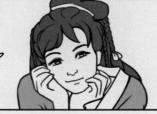

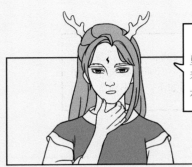

你们说的"疝"就是肚子里的东西跑出腹腔，然后我躺着或者平静的时候还能回去，是吗？

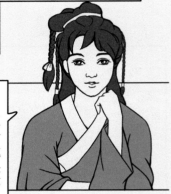

不同类型的疝临床特点不同。可复性疝是腹股沟区出现一个可复性肿块，开始肿块较小，仅在患者站立、劳动、行走、跑步、剧咳或啼哭时出现，平卧或用手压时肿块可自行回纳、消失。一般无特殊不适，仅偶尔伴局部胀痛和牵涉痛。

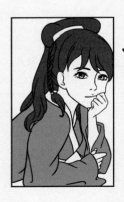

滑动性疝临床特点为较大而不能完全回纳的难复性疝。滑出腹腔的盲肠常与疝囊前壁发生粘连。除肿块不能完全回纳外，尚有消化不良和便秘等症状。滑动性疝多见于右侧，左右两侧发病率之比约为1∶6。

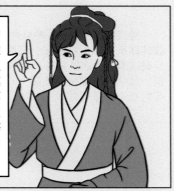

　　嵌顿性疝临床特点为疝块突然增大，并伴有明显疼痛。平卧或用手推送肿块不能回纳。肿块紧张发硬，且有明显触痛。嵌顿的内容物为大网膜时，局部疼痛常轻微；如为肠袢，不但局部疼痛明显，还可伴有阵发性腹部绞痛、恶心、呕吐、便秘、腹胀等机械性肠梗阻的病征。超声显示疝内容物有血流信号。

| 绞痛 | 恶心 | 呕吐 | 便秘 | 腹胀 |

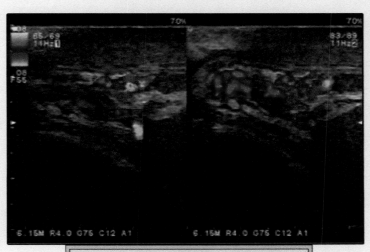

嵌顿性疝

绞窄性疝的临床特点

持续性剧烈腹痛，呕吐频繁，呕吐物含咖啡样血液或出现血便；腹部体征呈不对称腹胀，有腹膜刺激征，肠鸣音减弱或消失；腹腔穿刺或灌洗为血性积液；X线检查见孤立胀大的肠袢或瘤状阴影；体温、脉率、白细胞计数渐上升，甚至出现休克体征。超声显示疝内容物血流信号消失。

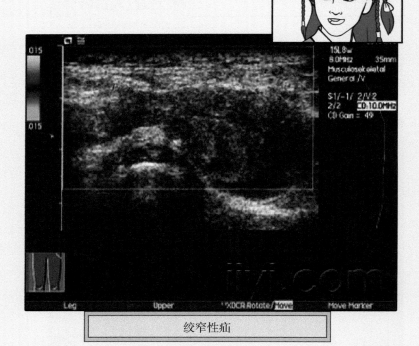

绞窄性疝

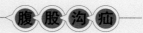

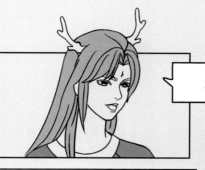

发生疝的原因是什么呢？

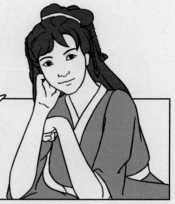

　　腹壁肌肉强度降低，腹内压力增高是引起腹股沟疝的主要原因。老年人肌肉萎缩，腹壁薄弱，而腹股沟区更加薄弱，内有血管、精索或者子宫圆韧带穿过，给疝的形成提供了通道。此外，老年人因咳喘、便秘、前列腺增生导致的排尿困难等疾病，致使腹压升高，为疝的形成提供了动力。

　　看来我以后得多加锻炼身体了！

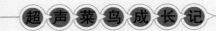

现实生活中婴儿型腹股沟疝也经常见到，其发生原因主要是先天性鞘状突未闭。如果婴儿发生腹股沟疝，半岁之内可进行观察，有自愈的可能性，但概率比较小。

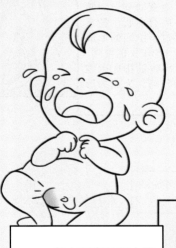

一般在观察过程中我们要避免小孩激烈哭闹或者是腹部用力的情况。在超过半岁之外，一般主张尽早手术治疗。

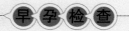

牛郎织女喜迎新生命

早孕检查

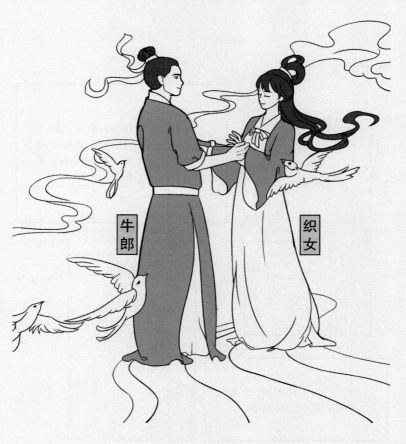

牛郎

织女

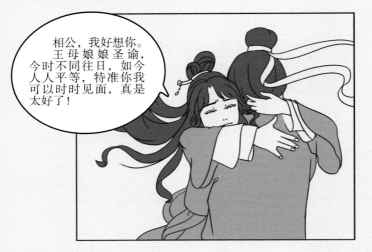

数个月后

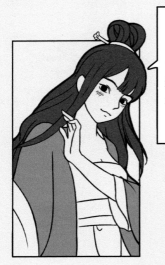

相公，我的月经已经推迟两周多了，早上用早孕试纸检测显示两条线，但是一深一浅，我也不确定是不是怀孕了。我想去做个检查。

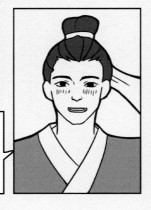

啊！夫人，这真的是太好了，那我们就赶快动身吧。

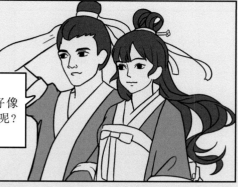

小Q大夫，我夫人好像怀孕了，我们该怎么确定呢？

牛大哥，一般女性月经周期正常，在月经周期中期排卵，排卵后15天左右就能测出早孕阳性了，即下次月经没正常来时，可以去医院检查血或尿人绒毛膜促性腺激素，确定是否怀孕了。

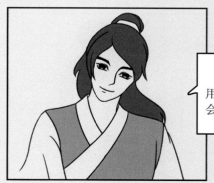

当然在家也可以先用试纸测试，不过试纸会有一定的假阳性率。

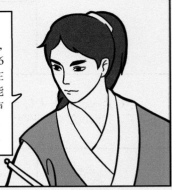

对于月经周期为28天且规则者，经腹超声（简称"腹超"）在停经5～6周，经阴道超声（简称"阴超"）在4～5周即可查出子宫内有孕囊，就能除外异位妊娠了。再等7～10天超声就可以看到胎芽胎心了。

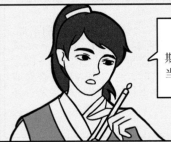

对于月经不规律，周期长，排卵期不清楚，只有再等1～2周后复查。当然也有生化妊娠和胎停育的可能。

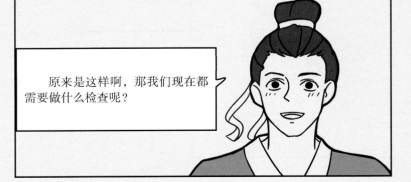

原来是这样啊，那我们现在都需要做什么检查呢？

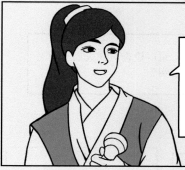

一般来说是需要验血、验尿及超声检查，做经腹的妇科超声检查记得要憋尿。我可以给夫人先做超声检查。

那以后的孕期超声检查都需要憋尿吗？

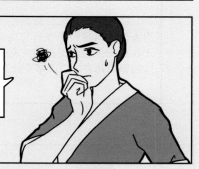

如果是经阴道检查就需要排尿后检查，而经腹超声在孕12周前需要憋尿检查，充盈膀胱后，超声有了透声窗，才看清楚子宫及卵巢，孕12周之后如果没有特殊情况不需要憋尿（特殊情况包括：观察宫颈情况、观察胎盘位置）。

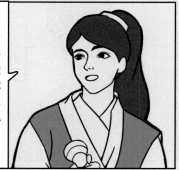

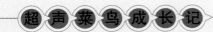

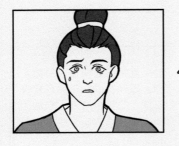

超声检查对我夫人有没有危害啊？

现在用于临床诊断的超声检查仪的剂量和检查时间均处于非常安全的范围之内，对人体的影响几乎可以忽略不计。

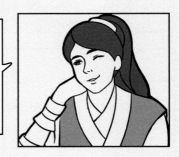

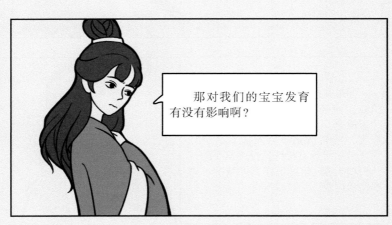

那对我们的宝宝发育有没有影响啊？

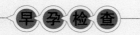

关于超声检查对孕妇和胎儿是否会产生影响，其实早在20世纪60年代，医学界就已经达成了共识，认为作为诊断用的超声波，即使反复照射孕妇体内的胚胎，也不会造成胚胎发育异常。对在母体内曾接受超声波照射的儿童的随访也表明，超声波并不会影响胎儿出生以后体格和智力的发育。

但对妊娠3个月以内，对外界影响较敏感的孕妇进行超声检查，仍有较严格的限制，操作时间要求控制在5～10分钟之内，以尽量避免对胚胎造成可能的、潜在的损害。而妊娠3个月以后，则可以稍微放松一些，但仍然要注意检查时间，尽可能短一些。

所以在早期不能过频、过多、长时间地给胎儿做超声检查。

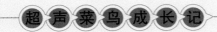

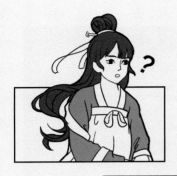

小Q大夫，那我们宝宝这种早期的超声检查有必要吗？

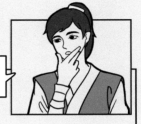

早孕期胎儿检查是十分必要的！

1.判断妊娠是否在宫内。如果是异位妊娠破裂就有威胁孕妇生命的危险。

2.判断胎儿存活情况及胚胎数目。早孕期不稳定，胚胎停育多发生在此时。

3.估计孕周。很多女性月经周期并不规律，超声测量的头臀长被认为是估计孕周最可靠的方法。

4.检测胎儿早期结构畸形。

5.观察子宫及附件区情况，有无子宫畸形、肌瘤，卵巢肿瘤或囊肿等。

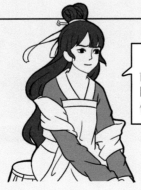

对了，小Q大夫，我之前听铁扇姐姐说还有腹超和阴超，有什么区别吗？我们做哪个呢？

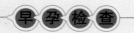

阴超可以比腹超早一周左右看到宫内孕囊情况，也不会增加流产率及影响胚胎健康。孕早期第一次超声检查建议做阴超，孕中晚期要测量宫颈长度时也可以做经会阴或经阴道超声检查。经腹超声妊娠一般5～6周显示妊娠囊，你现在妊娠4周多，适合做阴超。

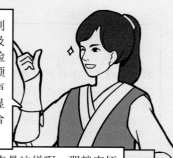

原来是这样啊，那就麻烦小Q大夫啦。

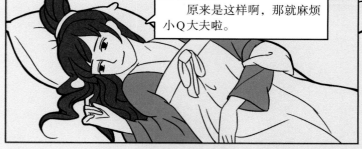

好的，我来检查一下。

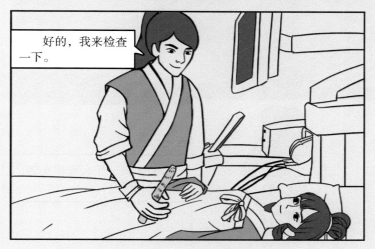

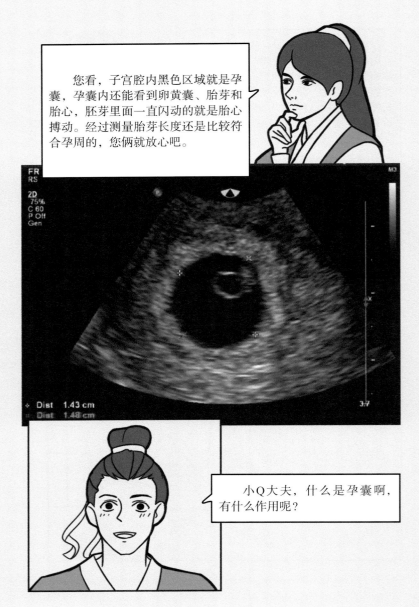

您看，子宫腔内黑色区域就是孕囊，孕囊内还能看到卵黄囊、胎芽和胎心，胚芽里面一直闪动的就是胎心搏动。经过测量胎芽长度还是比较符合孕周的，您俩就放心吧。

小Q大夫，什么是孕囊啊，有什么作用呢？

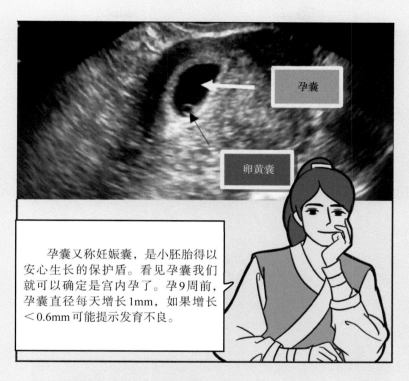

孕囊 卵黄囊

孕囊又称妊娠囊，是小胚胎得以安心生长的保护盾。看见孕囊我们就可以确定是宫内孕了。孕9周前，孕囊直径每天增长1mm，如果增长＜0.6mm可能提示发育不良。

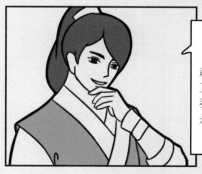

当孕囊直径6～9mm时，阴超检查时可以看见卵黄囊；孕囊直径＞10mm还没有见到卵黄囊，我们可能就要担心小胚胎的发育是不是出现问题了。

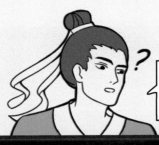

小Q大夫，什么是卵黄囊呢？

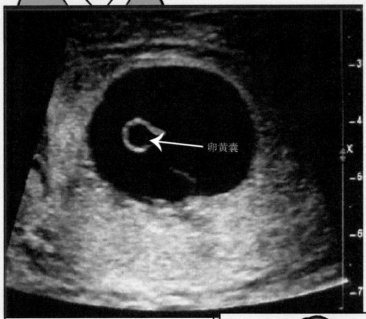

卵黄囊

图中圆圆的那个小圈很多人都误以为是小宝贝的圆脑袋，其实那是胚胎与母体的转运系统，具有重要的营养、造血功能，医学上称之为卵黄囊。

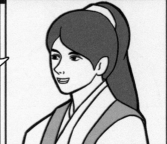

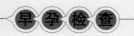

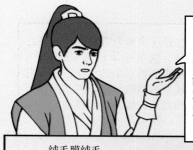

胚胎发育中一定是要先出现卵黄囊，之后再逐渐出现胚芽。这个囊不能太小，也不能太大，一般是3～6mm，＞7mm往往可能存在妊娠失败。

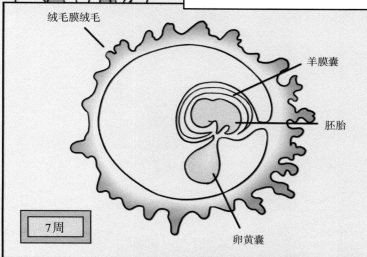

绒毛膜绒毛

羊膜囊

胚胎

卵黄囊

7周

哎呀！小Q大夫解释前我还真以为这是我宝宝的脑袋呢！涨知识了，不知我的宝宝在超声上怎么辨识呢？

挠头

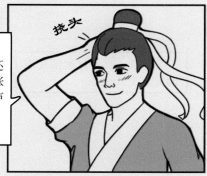

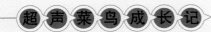

您看这孕囊内有胚芽，并见心管搏动，这就是早期宝宝的形态。早期超声可见小小的点状，逐渐发育成长条形结构，在超声下能看到闪动的光点，就是心管搏动（早期宝宝的心跳）。

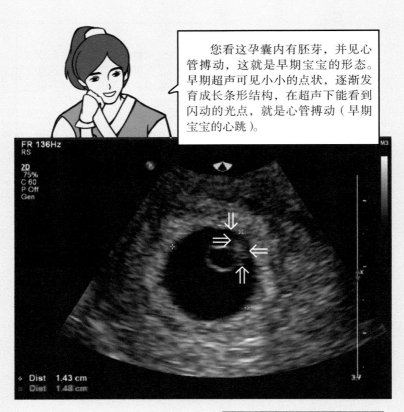

哇哦，原来这就是我们的宝宝呀！

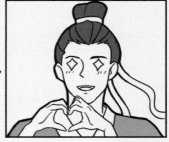

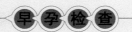

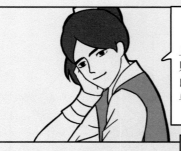

如果宫腔内有2个或多个孕囊，且孕囊内均见单个卵黄囊及胚芽，则为双胎或多胎妊娠；如一个孕囊内有两个卵黄囊及两个胚芽，则为单卵双胎。

小Q大夫，这个胚芽能看出来我们宝宝很健康吗？

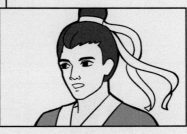

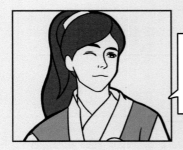

一般来说，孕囊直径16mm左右经阴道超声应看到胚芽。孕囊直径＞18mm，仍未见胚芽，提示胚胎发育不良。

胚芽长度2～4mm未见胎心，提示胚胎停育可能，需7天后随访复查，如仍未见胎心，则提示胚胎停育。胚芽长度≥5mm时未见胎心提示胚胎停育。血清人绒毛膜促性腺激素＞50 000IU/L未见胎心，提示胚胎停育可能。

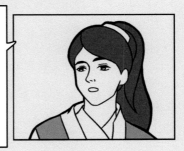

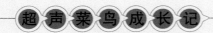

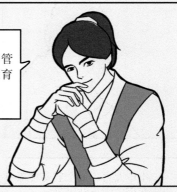

超声图里能看到胚芽和心管搏动，所以两位的宝宝目前发育正常，不用担心啦。

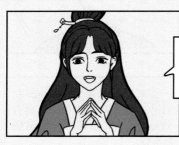

小Q大夫，这能不能看出来我们宝宝多大了呀？

当然可以。我们有相应的计算公式，第一种是根据孕囊直径计算妊娠龄：

妊娠龄（天）=孕囊平均直径（mm）+30

妊娠龄（周）=孕囊最大直径（cm）+3

注：孕囊平均直径=孕囊三径线总和/3。

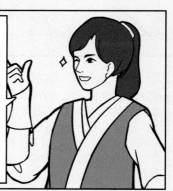

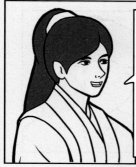

第二种是根据头臀长（颈臀长）计算妊娠龄：

妊娠龄（天）＝头臀长（颈臀长）（mm）+42

妊娠龄（周）＝头臀长（颈臀长）（cm）+6.5

注：孕8周前，由于头部明显屈曲，故所测得的CRL实际是颈臀长。

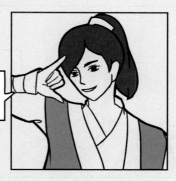

宝宝现在应该是5周左右了呢！

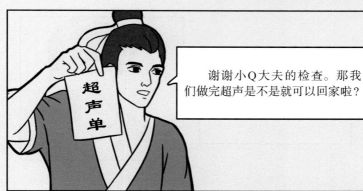

超声单

谢谢小Q大夫的检查。那我们做完超声是不是就可以回家啦？

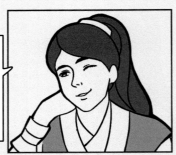

您拿到报告后还是要给门诊医生综合评估，人绒毛膜促性腺激素、孕酮值及超声情况等与你的孕周是否相符。

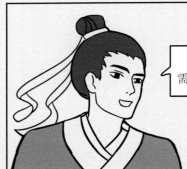

那我们接下来的生活有什么需要注意的吗？

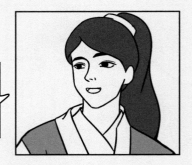

在超声检查后，需要特别提醒您：

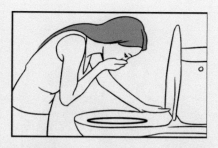

1．早孕期大多数人可出现恶心、呕吐等反应，大多不影响胎儿，但如果出现持续呕吐等情况时，应该就医。

2．当出现阴道出血、下腹坠胀时，应到医院就诊。

3．早孕期应该补充叶酸。

4．12周内，不建议明确宫内孕后继续非孕期的性生活。

5．避免不良环境的接触。

6．孕期$11 \sim 13^{+6}$周时需要进行超声NT检查、孕周的核实及胎儿畸形的早期筛查等，这些检查都很重要。

7．孕$18 \sim 24$周需要胎儿系统超声检查，是筛查胎儿结构畸形最重要的阶段，选择一所适合自己的产检医院是母亲和宝宝获得最佳结局的关键。

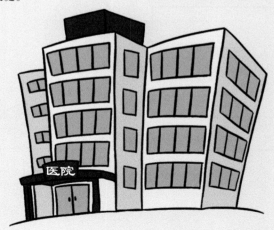

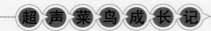

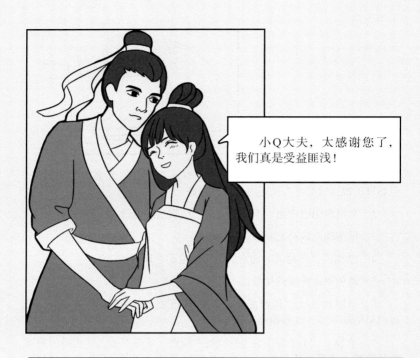

小Q大夫，太感谢您了，我们真是受益匪浅！

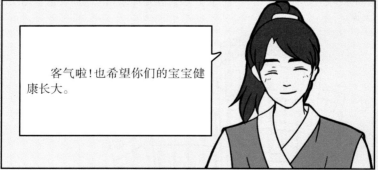

客气啦！也希望你们的宝宝健康长大。

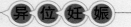

小乔夫人有孕

异位妊娠

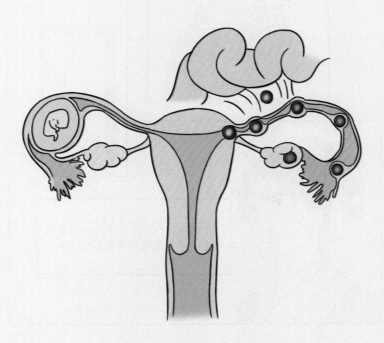

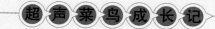
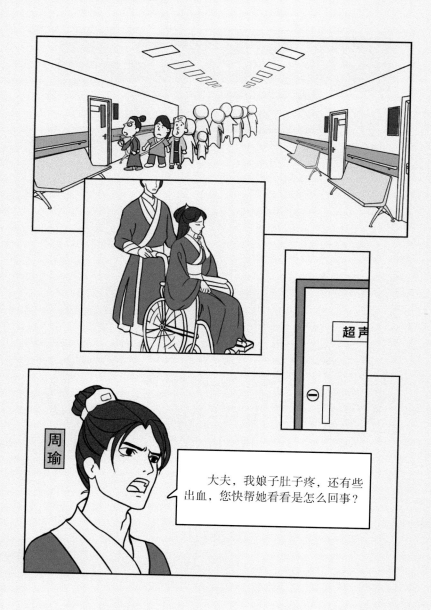

周瑜

大夫，我娘子肚子疼，还有些出血，您快帮她看看是怎么回事？

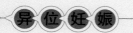

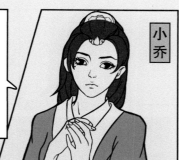

大夫，我这次月经推迟了有20多天，是不是怀孕了？在家里测的试纸是两条杠，刚抽血化验人绒毛膜促性腺激素（HCG）也是阳性。这个孩子得来不易，大夫你帮我好好看看！

小乔

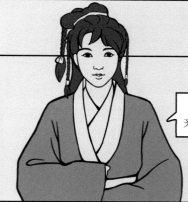

好的，小乔夫人快躺下，我来检查一下。

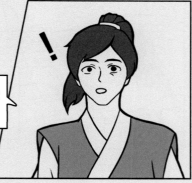

咦？子宫内没有看到妊娠囊呢！

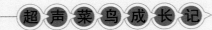

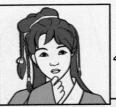

她左侧卵巢和子宫之间有一个像面包圈的东西，是输卵管异位妊娠吧？

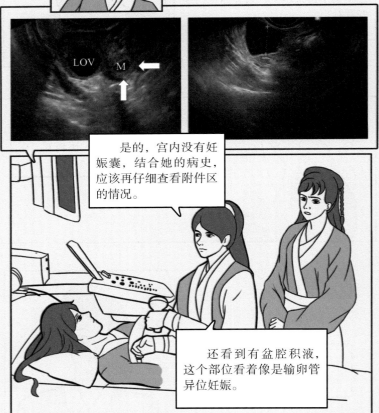

是的，宫内没有妊娠囊，结合她的病史，应该再仔细查看附件区的情况。

还看到有盆腔积液，这个部位看着像是输卵管异位妊娠。

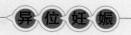

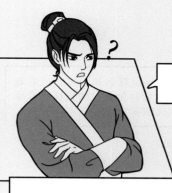

什么是异位妊娠啊？

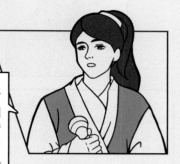

　　异位妊娠就是人们常说的宫外孕，是指受精卵偷懒，没到宫腔就停下来，直接在输卵管或其他部位着床的情况。其中95%～97%发生在输卵管，其他部位是卵巢、宫颈、腹腔等。

异位妊娠发生部位及概率

输卵管
95%～97%

壶腹部
最常见

峡部
其次

间质部
角部少见
2%～5%

间质部
（角部）妊娠

峡部妊娠

壶腹部妊娠

卵巢妊娠

伞端妊娠

卵巢少见，
0.5%～1.0%

伞端

宫颈0.1%

宫颈妊娠

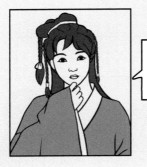

异位妊娠和正常宫内妊娠相比较，化验血的指标都有哪些区别呢？

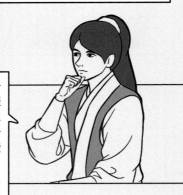

首先，正常宫内妊娠HCG升高2倍的时间为2天，异位妊娠倍增时间则延长。如果HCG水平上升速度异常（48小时内上升＜60％，或不平稳下降），要怀疑异位妊娠。

其次，跟正常宫内妊娠相比，异位妊娠患者的血孕酮水平明显降低。

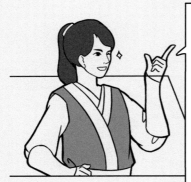

有研究表明，血孕酮测定对正常宫内妊娠和有并发症的妊娠阳性预测值为90％，用正常宫内妊娠的20ng/ml或以上做标准，用血孕酮值低于15ng/ml作为界限。

正常宫内妊娠孕酮一般都高于15ng/ml，而异位妊娠患者血孕酮一般都低于15ng/ml。

异常宫内妊娠的患者，94％血孕酮为15 ～ 20ng/ml。

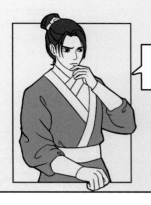

那异位妊娠都有哪些表现？

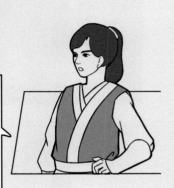

异位妊娠的临床体征有：停经、腹痛、阴道流血。

当停经4～6周超声检查宫内没有发现孕囊、妊娠试验阳性、血HCG＞750mIU/ml，血孕酮＜15ng/ml，并伴有以上临床体征时要高度怀疑异位妊娠，特别是高发的输卵管妊娠。

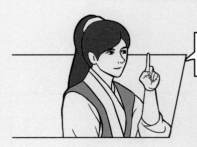

此外，子宫内膜的厚度也可以给我们提示。

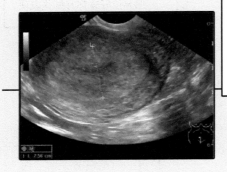

异位妊娠时子宫内膜随着时间的延长逐渐变薄。而宫内早早孕时子宫内膜是随着时间的延长逐渐增厚。

子宫内膜厚度＜1.0cm多为异位妊娠。

子宫内膜厚度＞1.5cm多为宫内早孕。

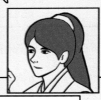

您夫人没有腹痛和阴道流血的症状，证明还在异位妊娠早期，为未破裂型，症状比较稳定。

幸好还比较稳定。那大夫您刚说未破裂型，难道还有其他类型？

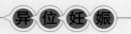

超声分为四型。

1.未破裂型：可无明显腹痛，超声可以看到附件区妊娠囊样的厚壁无回声，像甜甜圈一样，即"同心圆环征"（Donut征）。

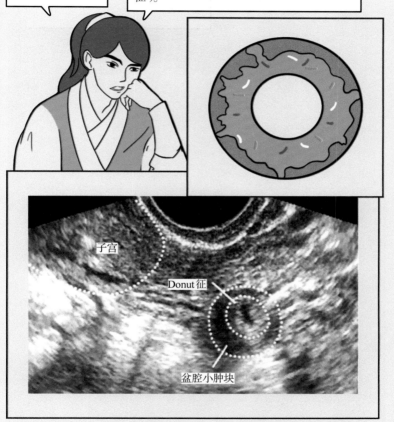

子宫

Donut征

盆腔小肿块

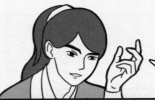

妊娠囊周围可探及低阻血流频谱，停经6周以上经阴道扫查可以见到妊娠囊内的卵黄囊、胚胎和原始心管搏动。盆腔多无明显积液。

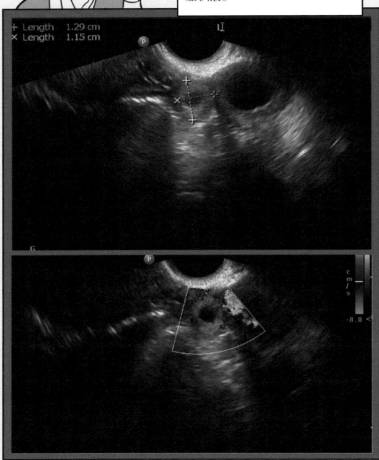

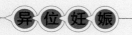

2. 流产型：可有腹痛，但不剧烈，超声可以看到附件区边界不清、形态不规则的混合回声包块，有时可以在包块中看到妊娠囊样结构，包块内血流信号不丰富。

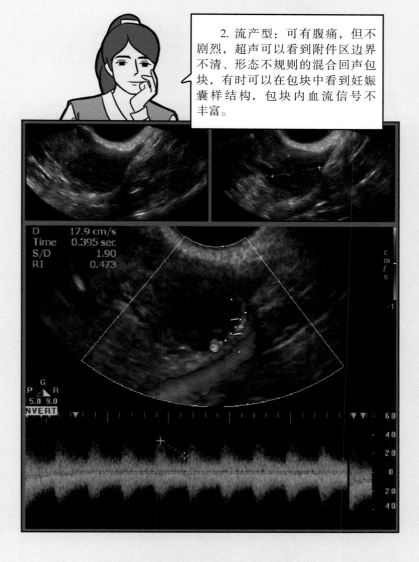

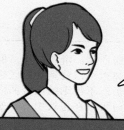

3.破裂型：可有剧烈腹痛，伴贫血，严重者休克，超声可见附件区较大、形态不规则的混合回声，无明显包膜，内部回声杂乱，腹盆腔内大量游离液体，内可有细密点状回声（血性积液）。

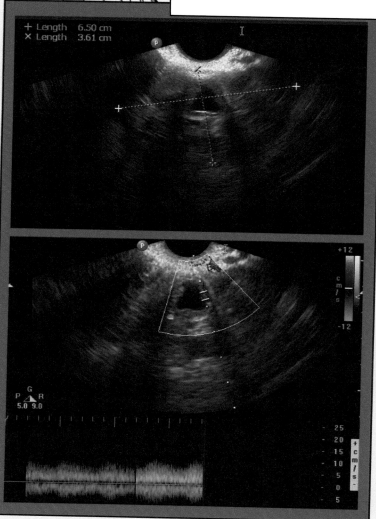

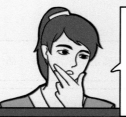

4. 陈旧型：阴道流血时间较长，曾有剧烈腹痛，后呈持续性隐痛，超声可见附件区实质性不均匀高回声包块，边界清楚，包块内不能辨认妊娠囊结构，可有少量盆腔积液。

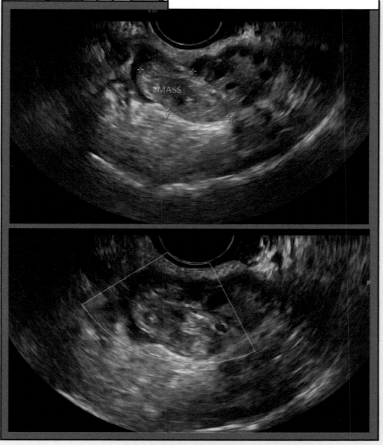

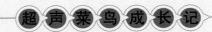

如何确定输卵管妊娠的部位呢？

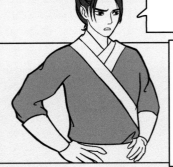

当宫腔内没有看见孕囊，临床指征又支持异位妊娠时，首先要排查的就是输卵管妊娠。

根据输卵管各部位异位妊娠的发生率，先查找壶腹部（占输卵管妊娠的50%～70%），再看峡部、伞部，最后看间质部。

同理，还可以根据症状、体征的不同来查找其他部位。例如，右下腹痛伴阴道流血时，要先考虑右侧输卵管峡部妊娠破裂的可能。

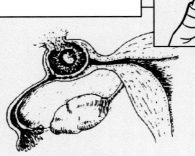

输卵管妊娠破裂
（6周左右峡部多见）

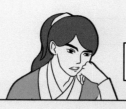

总结一下，发现和诊断输卵管妊娠的5个手段。

1. 利用临床信息：血孕酮＜15ng/ml考虑异位妊娠可能。
2. 掌握检查时间：约孕5周时注意查找Donut征，并随访。
3. 使用排除法：用蜕膜内征或妊娠囊等排除输卵管妊娠。
4. 查找常见部位：从输卵管妊娠的发生率和临床症状查找。
5. 使用检查技巧：以标志物当参考，注意核对病史。

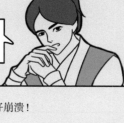

除最常见的输卵管壶腹部妊娠，还有其他部位的。

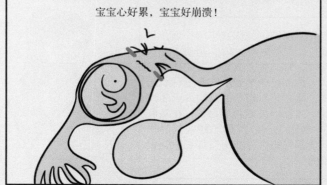

宝宝心好累，宝宝好崩溃！

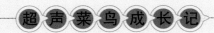

输卵管间质部妊娠

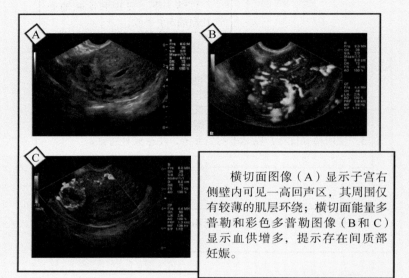

横切面图像（A）显示子宫右侧壁内可见一高回声区，其周围仅有较薄的肌层环绕；横切面能量多普勒和彩色多普勒图像（B和C）显示血供增多，提示存在间质部妊娠。

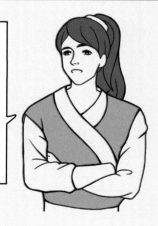

间质部妊娠又称宫角部妊娠，虽占异位妊娠的2%～4%，但由于症状出现晚，常发生大出血，因此死亡率很高。该部位的孕囊由于有子宫肌层包绕，能在相对较长的时间内无痛性生长。当宫内妊娠位置较高（在基底部）、周边无5mm厚的肌层包绕时提示间质部妊娠。诊断间质部妊娠是很困难的。

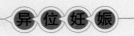
剖宫产瘢痕处妊娠

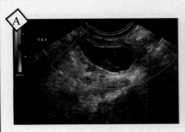
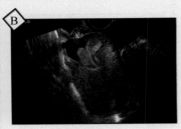

经腹（A）和经阴道（B）超声显示位于子宫下段瘢痕处的异位妊娠。

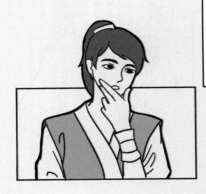

瘢痕处妊娠的诊断标准：空虚的宫腔、宫颈管，妊娠囊在宫体下段前壁发育，膀胱壁与妊娠囊之间无正常肌层。

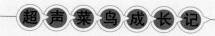

腹腔异位妊娠

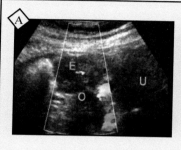 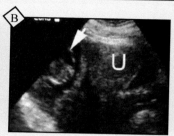

　　经腹超声矢状面声像图（A）显示位于子宫（U处）上方、卵巢（O处）前方的腹腔妊娠。实时超声检查时可见胎儿活动。

　　经腹超声横切面声像图（B）显示另一更大孕周的腹腔妊娠（箭头所指），同样位于子宫上方。

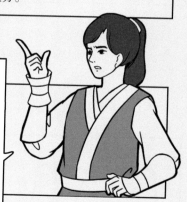

　　腹腔妊娠非常少见，通常发生在卵巢韧带，尤其是阔韧带，由网膜和腹腔内脏器供血。

　　声像图上表现为胚胎与子宫、附件、卵巢不相连。

　　治疗：剖腹术或腹腔镜手术。诊断不及时可能导致生命危急。

卵巢妊娠

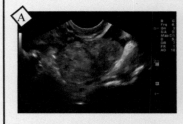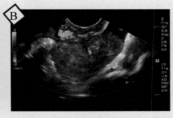

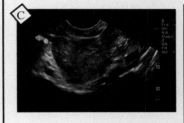

矢状切面（A、B）及经阴道横切面（C）声像图显示左侧附件区不均质回声肿块。

彩色多普勒图像（B）显示左侧卵巢内血供增多，提示存在异位妊娠。

宫颈异位妊娠

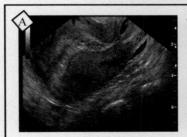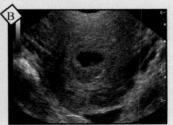

经阴道超声矢状面（A）和横切面（B）声像图显示宫颈内异位妊娠。子宫直肠陷窝内可见游离液体。

异位双胎妊娠

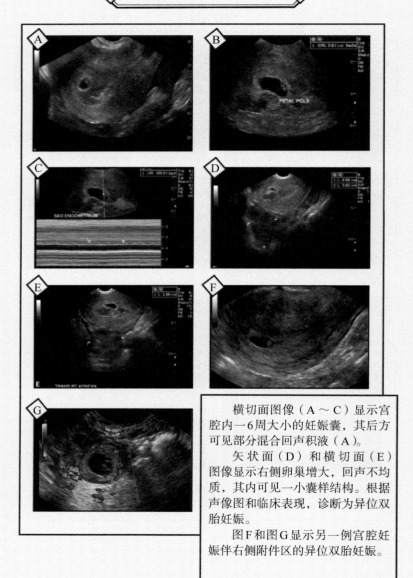

横切面图像（A～C）显示宫腔内一6周大小的妊娠囊，其后方可见部分混合回声积液（A）。

矢状面（D）和横切面（E）图像显示右侧卵巢增大，回声不均质，其内可见一小囊样结构。根据声像图和临床表现，诊断为异位双胎妊娠。

图F和图G显示另一例宫腔妊娠伴右侧附件区的异位双胎妊娠。

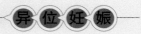
宫颈流产

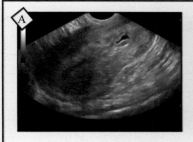
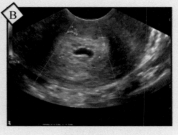

　　矢状面（A）和横切面（B）图像显示宫颈内流产，1周前超声显示宫内正常妊娠。

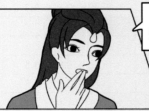

　　我为什么会发生异位妊娠呢？这个有什么影响因素吗？

　　与异位妊娠有关的主要原因有很多，如盆腔炎症、输卵管结核、子宫内膜异位、盆腔手术史、宫内节育器、输卵管发育异常等。

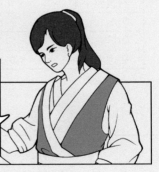

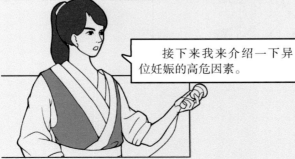

　　接下来我来介绍一下异位妊娠的高危因素。

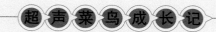

异位妊娠的高危因素	
高度危险因素	比例（%）
输卵管手术	21.0
绝育术	9.3
既往异位妊娠病史	8.3
曾使用乙烯雌酚	5.6
放置宫内节育器	4.2～45.0
输卵管疾病	3.8～21.0
中度危险因素	
不孕症	2.5～21.0
既往生殖器感染病史	2.5～3.7
多个性伙伴	2.1
轻度危险因素	
盆腹腔手术	0.9～3.8
吸烟	2.3～2.5
阴道灌洗	1.1～3.1
性生活过早（小于18岁）	1.6

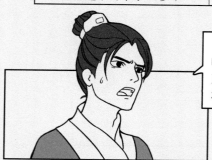

大夫，我娘子的病情严重吗?听说有的会有大出血、休克的情况，甚至有生命危险，怎么治疗啊?

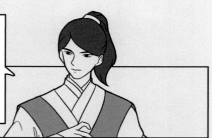

你夫人属于未破裂型异位妊娠，位置在输卵管壶腹部，目前病情稳定。后果最严重的是发生在输卵管间质部异位妊娠，容易破裂、大出血。

异位妊娠具体的治疗方法有4类：外科手术、甲氨蝶呤、超声引导下经皮治疗、期待疗法。

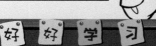

1.外科手术：适用于患者病情不稳定、胚胎存活（有胎心搏动）或附件区肿块较大（＞4cm），并且患者无生育要求者；不符合期待疗法或甲氨蝶呤治疗标准或患者不具备适时随访条件时，也可行外科手术。

好 好 学 习

2.甲氨蝶呤：是一种叶酸抑制剂，常用于治疗异位妊娠。内科治疗的标准各不相同。根据美国妇产科医师学会的标准，妊娠囊直径≥3.5cm，以及胚胎有心搏为禁忌证。既往手术史、广泛的盆腔粘连、有全身麻醉的禁忌证、保守性腹腔镜手术失败的患者首选内科治疗。甲氨蝶呤对70%～90%的患者有效，且与腹腔镜具有相同的保留生育功能的效果。

好 好 学 习

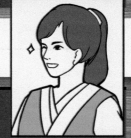

3.超声引导下经皮治疗：超声引导下羊膜腔内注射氯化钾或甲氨蝶呤是治疗异位妊娠（尤其是少见类型异位妊娠）的新方法。这一方法优点是能使异位妊娠脱落，并保留生育能力。

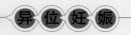

好好学习

4.期待疗法：在患者愿意接受密切监测的前提下，大部分症状轻、HCG水平降低或稳定、附件区肿块较小（＜4cm）的患者，可以先观察一段时间，不进行其他处理。优点是避免了外科手术或药物治疗。缺点是连续监测HCG及重复超声检查花费高，患者等待是否需要治疗过程总会焦虑不安，以及有可能需行急诊腹腔镜。

临床上异位妊娠的转归分两种，一种是流产，一种是导致输卵管破裂。

如果发生输卵管破裂，或是流产时发生大出血的情况，就可能造成生命危险，需要手术治疗。手术约占不到一半的比例。

其他可以药物保守治疗，甚至期待治疗（即观察），特别是HCG＜1000IU/L时，88%的患者可以自行完全流产。

无论是药物保守治疗或是期待治疗，都是等待妊娠组织流产。

胚胎可通过输卵管流到子宫再通过阴道流出，也可以通过输卵管流到盆腔，还可以在输卵管局部坏死……无论怎么样，最终的结局都是被人体自行吸收。

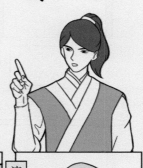

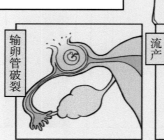

输卵管破裂

流产

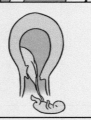

阿娇皇后的悲剧

NT增厚

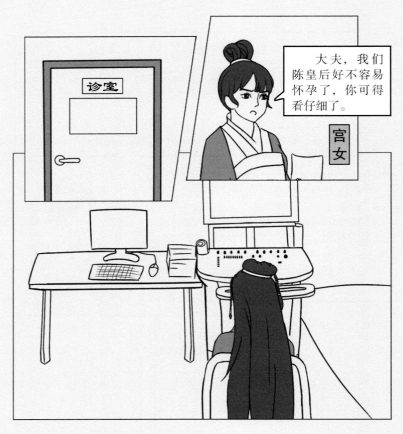

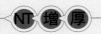

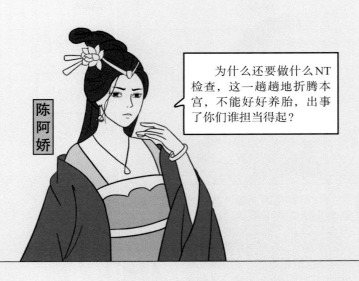

陈阿娇

为什么还要做什么NT检查，这一趟趟地折腾本宫，不能好好养胎，出事了你们谁担当得起？

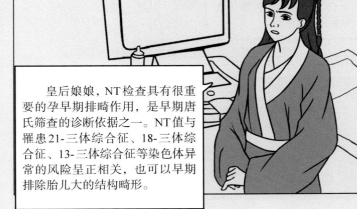

皇后娘娘，NT检查具有很重要的孕早期排畸作用，是早期唐氏筛查的诊断依据之一。NT值与罹患21-三体综合征、18-三体综合征、13-三体综合征等染色体异常的风险呈正相关，也可以早期排除胎儿大的结构畸形。

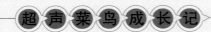

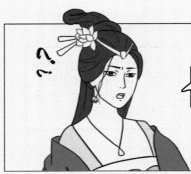

NT 到底是什么啊？

NT 即颈项透明层，其本质是胎儿颈后皮下积液，这是由于14周以前，胎儿的淋巴系统未发育健全，颈部淋巴管与颈静脉窦还没有相通，一部分淋巴液不能回流到心脏，而是在颈部淋巴囊或淋巴管内积聚，从而形成在超声下的透明层。主要分布在颈部和头部。NT检查应在胎儿11 ～ 13^{+6} 周期间、头臀长为45 ～ 84mm 内时进行。

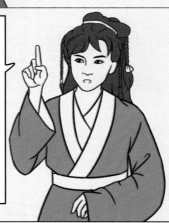

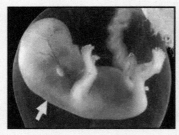

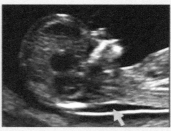

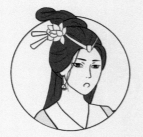

我现在正好是孕12周。

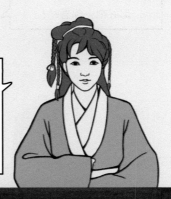

是的。皇后娘娘，你现在正是NT检查的最佳时机。NT仅仅在11～13^{+6}周存在，11周之前NT还没有完全形成，14周后NT逐渐被淋巴系统吸收，变成颈后皮肤皱褶（NF）。

NT检查时间界定

下限时间定为11周的意义：①妊娠11周后能够显示胎儿更多的解剖结构。②有的生理结构改变在胚胎发育早期是正常的、短暂的。有的畸形在早期很难确诊，如孕11周前生理性肠疝的存在不能诊断脐膨出；11周前胎儿颅骨未完全骨化不能诊断胎儿露脑畸形及无脑儿；11周前鼻骨未完全骨化不能判断鼻骨是否发育。

上限时间定为13^{+6}周的意义：①NT测量评估染色体异常的有效性随孕周增加而降低。②孕13^{+6}周后胎儿在宫内的位置变化使获取NT标准测量切面难度增加。③孕13^{+6}周后用胎儿头臀长来估算孕周已经不精确。④孕妇已经进入中期妊娠，早发现早处理的优势降低。

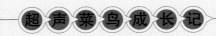

那好吧，你看吧！

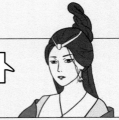

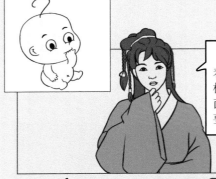

皇后娘娘，现在宝宝是坐着的体位，扫查不到它的NT标准切面，我们先看看别的方面。NT检查需要看的切面主要有这些：

此期可筛查出的畸形有无脑儿、全前脑、脑膨出、四肢异常及NT增厚等。

1. 宫颈的纵切面，显示宫颈内口。
2. 胎盘的附着及脐带的插入。
3. 前腹壁彩色多普勒血流成像观察脐轮和静脉导管。
4. 脐动脉多普勒血流频谱。
5. 胎儿头臀径。
6. 胎儿NT切面。
7. 胎儿颅脑横切面。
8. 胎儿双上肢。
9. 胎儿双下肢。

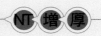
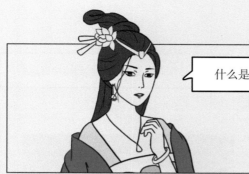

什么是标准NT切面？

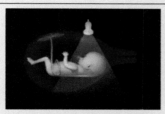

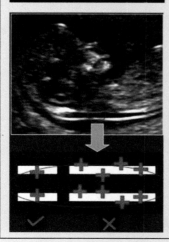

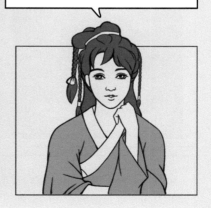

NT测量方法：胎儿正中矢状切面测量皮下组织外缘与皮肤层内缘之间的最宽处。测量时胎体自然屈曲姿势，尽可能将图片放至最大，使图像只显示胎儿头颈部和上胸部（图像占屏幕的2/3～3/4），测量3次，取最大值。

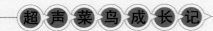
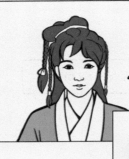

在这张图上能看到的解剖结构有这些：

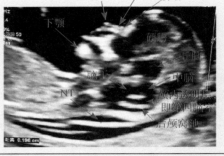

鼻尖 鼻前皮肤 鼻骨

下颌

硬腭

间脑

脑干

中脑

NT

颅内透明层

即第四脑室

后颅窝池

正常NT标准切面解剖结构识别

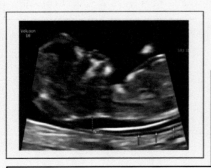

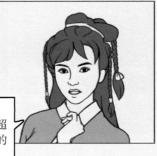

皇后娘娘，您的NT值是3.3mm，超过正常值了，目前倒是还没有看到别的结构性问题。

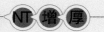

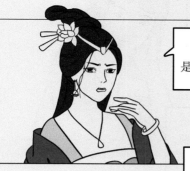

我的孩子有问题吗?NT值是怎么界定的?

NT正常值＜2.5mm。

NT值2.5～3.0mm提示可疑增厚，建议行妊娠早期染色体非整倍体联合筛查，然后根据风险值决定是否行侵入性产前诊断。

NT值≥3.0mm提示胎儿NT增厚，建议直接行绒毛膜或羊水穿刺术。

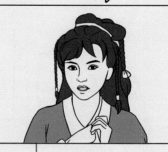

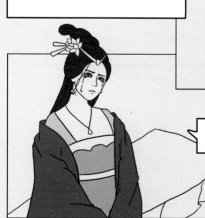

我好担心啊!

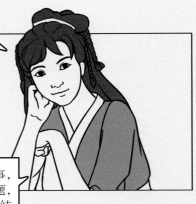

皇后娘娘，您先别担心。NT增厚的胎儿中，染色体异常约占15%，如染色体检查无异常，其中心脏病约占3%，宫内或新生儿死亡约占5%，正常胎儿约90%，且NT值越大，胎儿异常概率越大。

NT值3.3mm不一定就是有事，咱们需要先排除染色体是否有问题，然后在孩子20～24周时进行胎儿结构的系统筛查。

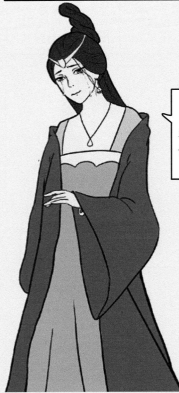

好的。这么些年了，好不容易有了这个孩子，要是保不住，可怎么办？

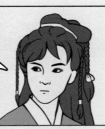

阿娇皇后年纪轻轻，独宠十年多才怀上孩子，希望没事吧！

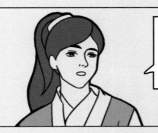

但她和汉武帝刘彻是表兄妹，本就是近亲结婚，难说啊！

一个半月后

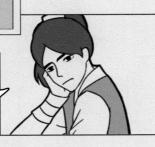

绒儿，我听说阿娇皇后的染色体筛查没有问题，但还是流产了。汉武帝还把卫子夫带进宫了。

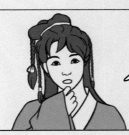

哎，真是悲剧啊！

铁扇公主险遇难

胎盘早剥

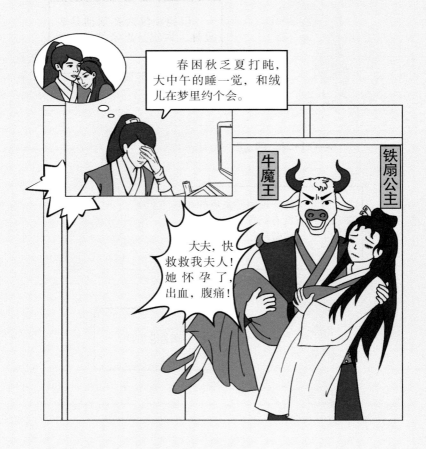

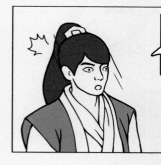

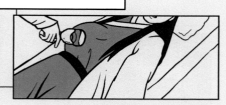

快让嫂子躺着，我来看看！

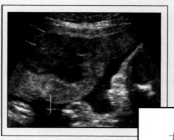

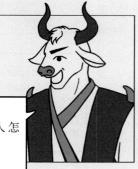

大夫，我夫人怎么了？

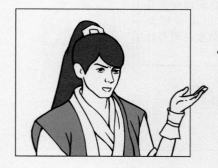

牛大哥，嫂子胎盘增厚，后方有片状低回声，我考虑是胎盘后的血肿，就是胎盘早剥。

这什么是胎盘早剥啊?我夫人怀孕之后吃得好喝得好,比我老牛睡得也多啊!

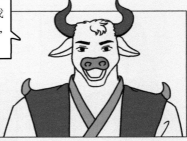

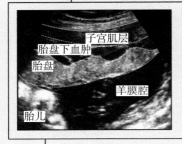

子宫肌层
胎盘下血肿
胎盘
羊膜腔
胎儿

胎盘是胎儿营养及代谢物质跟母体交换的介质,妊娠20周后或分娩期,正常位置的胎盘在胎儿娩出前,部分或全部从子宫壁剥离,称为胎盘早剥。

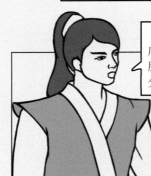

主要病理变化是底蜕膜出血形成血肿,使胎盘自附着处分离。

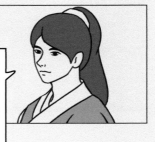

内出血

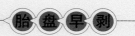

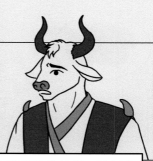

胎盘早剥会引起什么样的后果？

轻者会引起胎儿缺氧，孕妇出血，若出血进入羊膜腔会出现羊水浑浊。

如果诊治不及时会导致胎死宫内，甚至母子双亡！

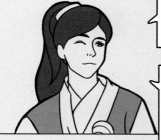

嫂子这个也有些危险，还好现在孩子已经足月，心率也不快，赶紧去产科评估嫂子贫血的程度，及时终止妊娠吧！

好的！

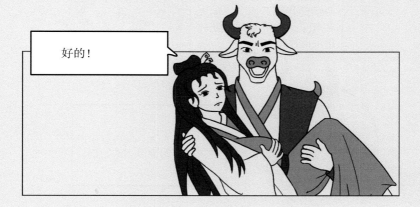

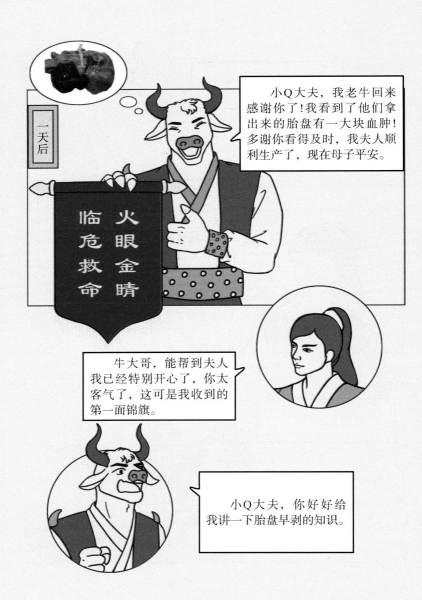

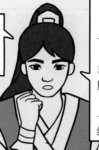

胎盘早剥主要分三类：显性、隐性和混合性。

牛大哥你看这图：

显性剥离：出血突破胎盘和子宫壁附着处。

隐性剥离：血液隐匿在胎盘和子宫肌壁中，未突破周围胎膜处。

混合型剥离：隐性剥离达到一定程度，血液仍可冲开胎盘边缘与胎膜。

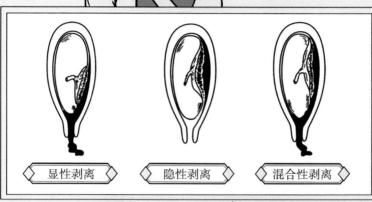

显性剥离　　隐性剥离　　混合性剥离

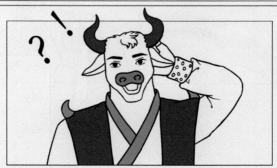

胎盘早剥的严重程度分为三度。Ⅰ度主要在分娩期多见，胎盘剥离面积小。

主要症状：
1.轻微腹痛或无腹痛。
2.贫血不明显。

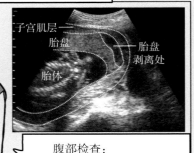

子宫肌层
胎盘
胎体
胎盘剥离处

腹部检查：
1.子宫软，大小与妊娠周数相符。
2.胎位清楚，胎心率多正常，产后检查见胎盘母体面有凝血块及压迹。

主要症状：
1.突然发生的持续性腹痛、腰酸、腰背痛，疼痛程度与胎盘后积血呈正相关。
2.无阴道流血或少量阴道出血。
3.贫血程度与阴道流血量不相符。

Ⅱ度是胎盘剥离面积1/3左右。嫂子差不多是这个程度。

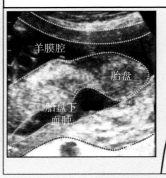

羊膜腔
胎盘
胎盘下血肿

腹部检查：
1.子宫大于妊娠周数。
2.胎盘附着处压痛明显。
3.宫缩有间歇。
4.胎位可触及，胎心率可探及。

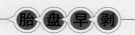

Ⅲ度是胎盘剥离面积大于1/2，临床表现较Ⅱ度加重。

主要症状：
1.突然发生的持续性腹痛、腰背痛。
2.休克症状。

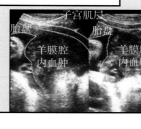

子宫肌层
胎盘　　　胎盘
羊膜腔　　　羊膜腔
内血肿　　　内血肿

腹部检查：
1.子宫大于妊娠周数。
2.子宫硬如板状，有压痛，间歇期不能放松。
3.胎位触不清楚，胎心消失。
无凝血功能障碍属Ⅲa，有凝血功能障碍属Ⅲb。

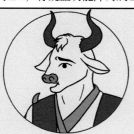

小Q大夫，我夫人这情况是怎么导致的啊？

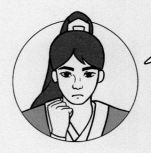

胎盘早剥的病因有血管病变、机械性因素、子宫静脉压突然升高、吸烟、胎膜早破、滥用可卡因等，孕妇年龄及产次也与胎盘早剥发生有关。

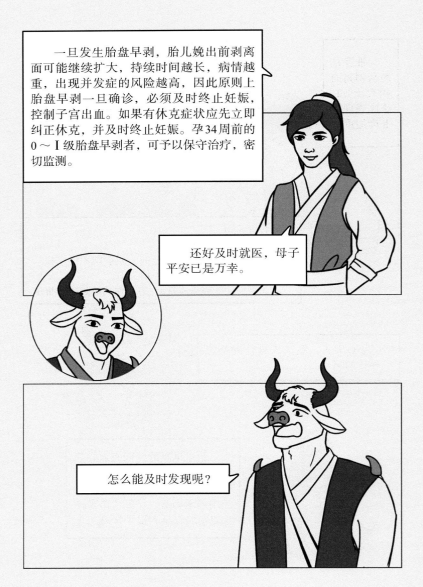

一旦发生胎盘早剥，胎儿娩出前剥离面可能继续扩大，持续时间越长，病情越重，出现并发症的风险越高，因此原则上胎盘早剥一旦确诊，必须及时终止妊娠，控制子宫出血。如果有休克症状应先立即纠正休克，并及时终止妊娠。孕34周前的0～Ⅰ级胎盘早剥者，可予以保守治疗，密切监测。

还好及时就医，母子平安已是万幸。

怎么能及时发现呢？

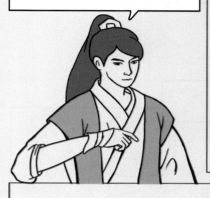

孕妇特别是妊娠高血压的孕妇，孕期如果出现出血，腹痛或受到碰撞应及时到医院行超声检查，特别是隐形的胎盘早剥，一定要特别注意。

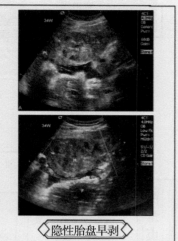

隐性胎盘早剥

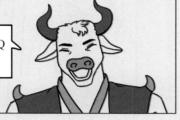

好的，再次感谢小Q大夫！

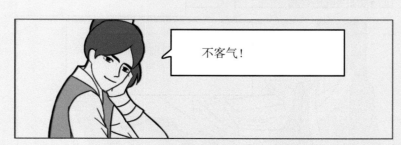

不客气！

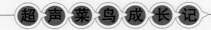

白娘子怀孕
宫颈功能不全

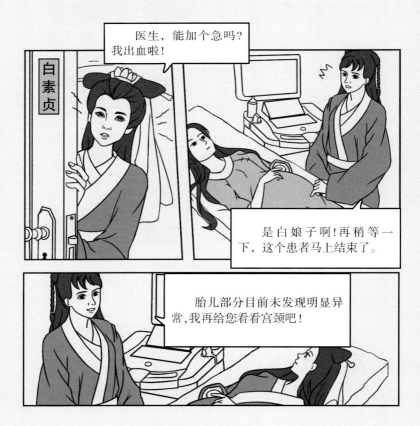

白素贞

医生，能加个急吗？我出血啦！

是白娘子啊！再稍等一下，这个患者马上结束了。

胎儿部分目前未发现明显异常，我再给您看看宫颈吧！

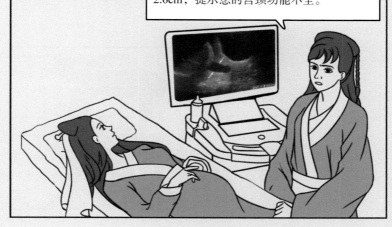

您现在孕周才20周，宫颈内口扩张，呈Y字形，形成了漏斗，宫颈管宽度超过0.6cm；宫颈内口宽度≥1.5cm。闭合段2.6cm，提示您的宫颈功能不全。

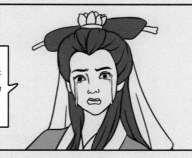

医生，我的孩子能不能保住啊？我已经流产2次了，呜呜……

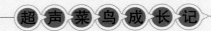

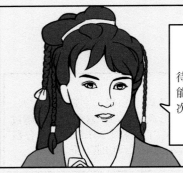

您不用太担心，赶紧住院，待出血稳定后做个宫颈环扎术可能就可以保住孩子啦。您流产过2次，有查过原因吗？

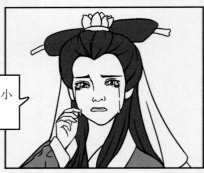

之前都是在老家的小医院，忽视了。

可是，什么是宫颈功能不全呢？

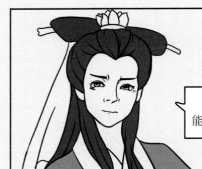

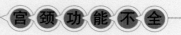

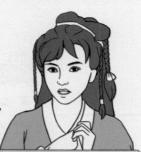

宫颈功能不全是指子宫颈内口关闭不全，以至反复发生流产和早产。

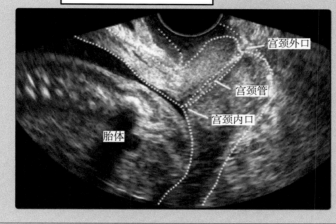

宫颈外口

宫颈管

宫颈内口

胎体

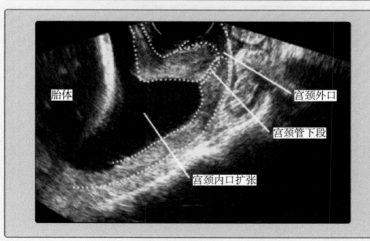

胎体

宫颈外口

宫颈管下段

宫颈内口扩张

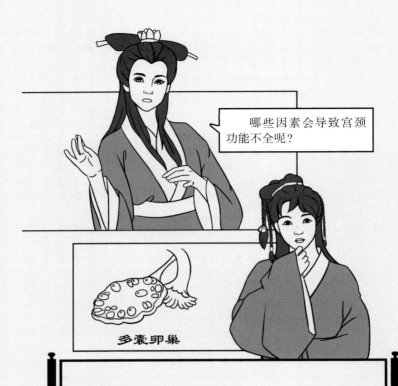

哪些因素会导致宫颈功能不全呢？

多囊卵巢

1. 先天性宫颈发育不良，首次妊娠发生主要由于构成宫颈的胶原纤维减少。

2. 后天损伤，多次人工流产，宫颈手术等。

3. 其他：胚胎期雌激素暴露，多囊卵巢综合征（PCOS），子宫畸形和/或苗勒管畸形，炎症诱发宫缩等。

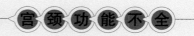

　　宫颈功能不全的发生率为0.27%～1.84%，在妊娠16～28周习惯性流产中占15%左右。

　　宫颈功能不全是导致妊娠中后期习惯性流产、早产的重要原因之一。

　　往往在妊娠中期宫颈管缩短，宫口扩张，羊膜囊膨出或破裂，进而流产或早产，胎儿无异常。

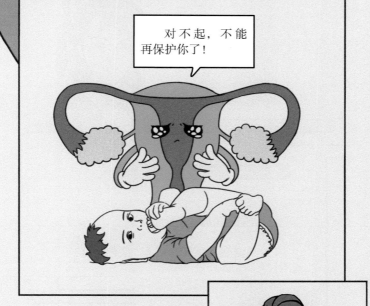

对不起，不能再保护你了！

　　所以说一定要重视并避免宫颈功能不全导致流产的发生。

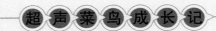

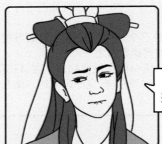

只要宫颈内口有张开就是宫颈功能不全吗？

宫颈功能不全超声诊断标准：

1. 妊娠15～20周宫颈长度≤2.5cm。
2. 宫颈内口宽度≥1.5cm。
3. 宫颈管宽径＞0.6cm。
4. 羊膜囊向宫颈管内突入，囊内含有或不含有胎儿部分。

满足上述任意2项即可诊断。

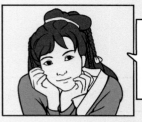

　　超声下的宫颈形态分为4种，根据宫颈内口漏斗的形态分为T、Y、V及U形。其中T形为正常宫颈。

◆ 宫颈漏斗的不同形状改变 ◆

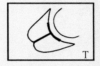

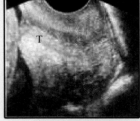 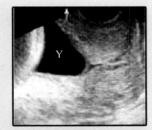

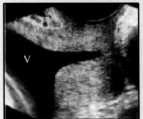 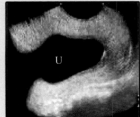

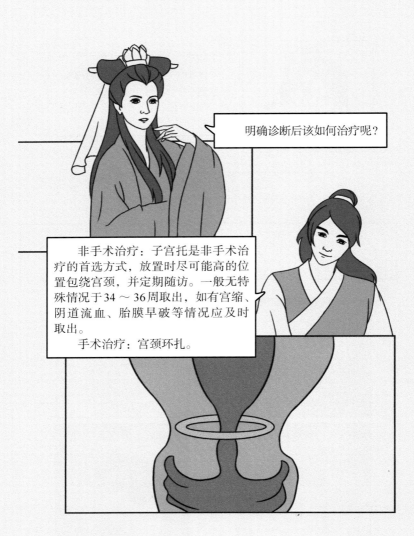

明确诊断后该如何治疗呢？

非手术治疗：子宫托是非手术治疗的首选方式，放置时尽可能高的位置包绕宫颈，并定期随访。一般无特殊情况于34～36周取出，如有宫缩、阴道流血、胎膜早破等情况应及时取出。

手术治疗：宫颈环扎。

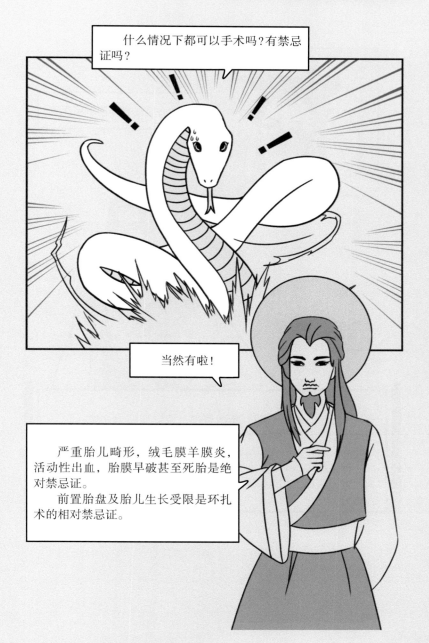

什么情况下都可以手术吗?有禁忌证吗?

当然有啦!

　　严重胎儿畸形,绒毛膜羊膜炎,活动性出血,胎膜早破甚至死胎是绝对禁忌证。
　　前置胎盘及胎儿生长受限是环扎术的相对禁忌证。

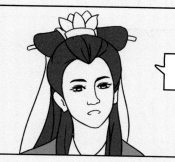

术后应注意哪些事项呢？

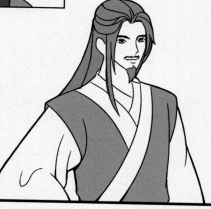

　　卧床，垫高床尾，抬高臀部；持续导尿24小时；保持清洁，预防感染；防止便秘，禁止增加腹压；术后药物抑制宫缩；抗生素预防感染。

　　缝线拆除时间：妊娠36～38周。如有胎膜早破、宫缩、阴道出血、感染迹象应及时拆线，防止裂伤。

术后

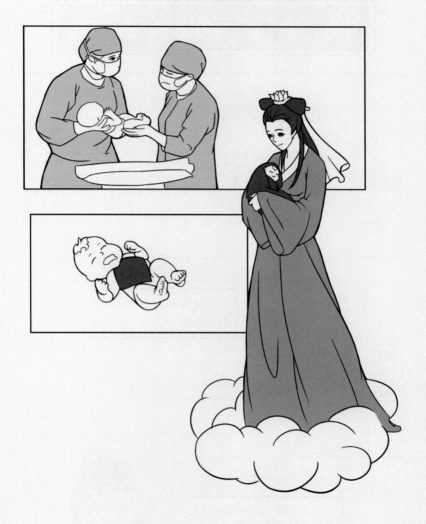

白骨精修炼为人
锁骨下动脉盗血

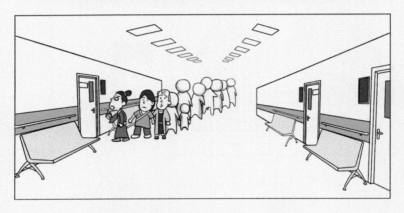

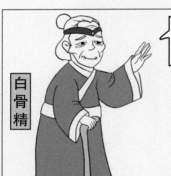

白骨精

到我啦!你等会啊!
我动作慢。

这不是已经修炼成人
的白骨精娘娘?您怎么了?

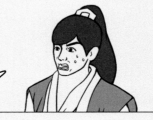

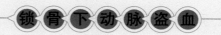

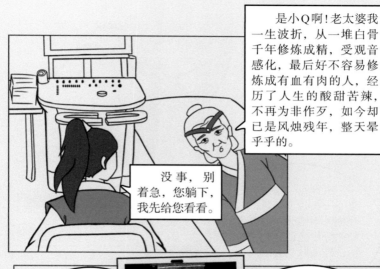

是小Q啊!老太婆我一生波折,从一堆白骨千年修炼成精,受观音感化,最后好不容易修炼成有血有肉的人,经历了人生的酸甜苦辣,不再为非作歹,如今却已是风烛残年,整天晕乎乎的。

没事,别着急,您躺下,我先给您看看。

这个从两侧椎间隙穿过,并进入颅内参与供血的相对小动脉——左侧椎动脉的彩超频谱怎么成这样了?收缩中晚期的流速突然降下来了,这是锁骨下盗血吗?

供应大脑内部血供的颈内动脉和供应外部的颈外动脉都有点小斑块,但没有导致血管堵塞,为什么晕呢?

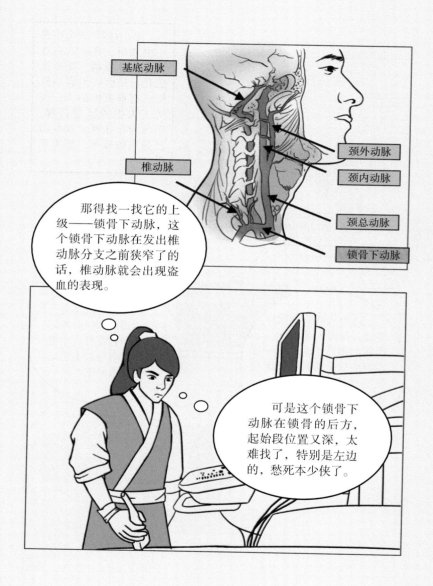

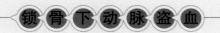

终于找到啦!果然是锁骨下动脉狭窄，您看狭窄的地方就像河道变窄的地方，流速又快又急，湍流明显。彩超看起来本来纯色的血流变成了五彩镶嵌，颜色也更亮了。

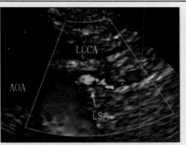

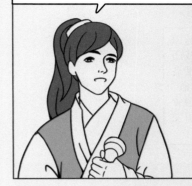

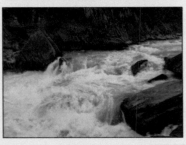

果然是锁骨下动脉盗血!之前这种病例也就是在书上看过，听慧大师讲过!这是我遇见的首例，那就现学现买让大家也涨涨知识吧。

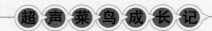

什么是锁骨下动脉盗血？

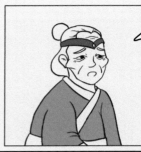

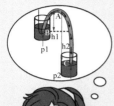

锁骨下动脉盗血是由发出椎动脉以前的锁骨下动脉或头臂干动脉狭窄或闭塞后，导致患侧锁骨下动脉远端或椎动脉内压力明显下降，由于虹吸（盗血）作用，引起同侧椎动脉血流逆流入锁骨下动脉远端，供应患侧上肢，由此引发后循环缺血及上肢动脉缺血。

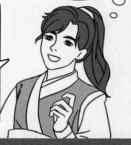

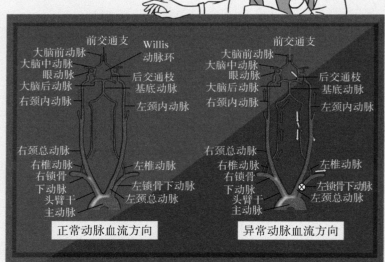

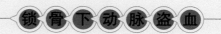
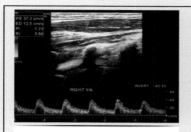

正常椎动脉频谱

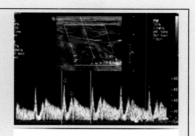

隐匿型盗血频谱表现：收缩早期切迹波，多见于锁骨下动脉或无名动脉轻中度狭窄

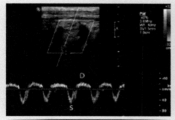

部分型盗血频谱表现：椎动脉血流表现为收缩期部分或全部反向，收缩期正向的双向血流频谱，多见于中度以上狭窄

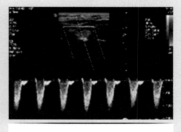

完全型盗血频谱表现：椎动脉血流完全反向，多见于重度狭窄或闭塞

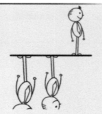

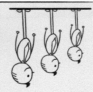

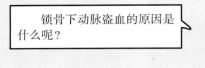

锁骨下动脉盗血的原因是什么呢？

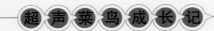

主要病因为动脉粥样硬化，主要见于中老年人，多存在高血压、糖尿病、高脂血症及吸烟的动脉粥样硬化危险因素。其他少见的病因有大动脉炎（takayasu）、血栓性动脉炎和感染性动脉炎（如细菌性心内膜炎、败血病和梅毒等）、外伤、先天性主动脉闭锁、锁骨下动脉瘤和结核等。

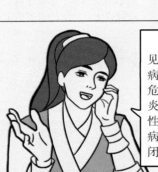

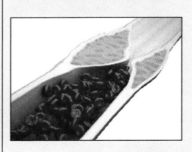

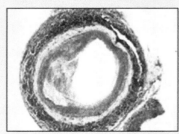

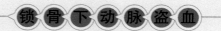

锁骨下动脉盗血会有哪些症状呢？

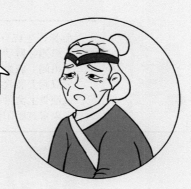

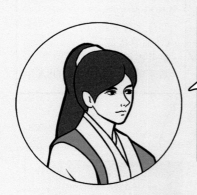

　　眩晕、肢体轻瘫、感觉异常、双侧视力障碍、共济失调、复视、晕厥。少见的尚有间歇性跛行、耳鸣、抽搐、头痛及精神障碍等。少数可出现"倾倒症"，突然下肢肌力丧失而跌倒。部分患者可有上肢易疲劳、酸痛、发凉和感觉异常等，极少数引起手指发绀或坏死。

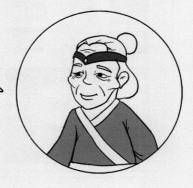

除超声外，还有别的检查方法能看出这病吗？

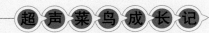
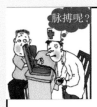

脉搏呢？

临床医生也有判断方法：
・患侧脉搏动多减弱或消失。
・患侧上肢血压降低。
・双侧上肢收缩压相差一般在20mmHg以上。
・锁骨上窝可闻及收缩期杂音。
・束臂试验阳性。

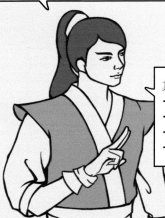

其他检查方式：
・经颅多普勒超声。
・CT血管成像。
・磁共振血管成像。
・数字减影血管造影（DSA）。

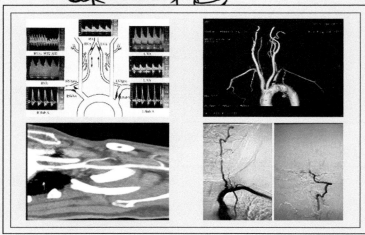

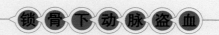

那这个盗血应该与哪些病相鉴别呢？

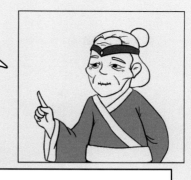

应注意和椎动脉型颈椎病、颅后窝占位性病变及梅尼埃病相鉴别。

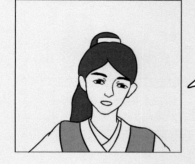

锁骨下动脉盗血应该怎样治疗呢？

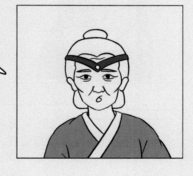

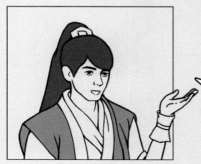

动脉粥样硬化的患者可服用抗凝或抗血小板聚集剂以减少血栓形成和发展。罕见的由巨细胞动脉炎所致者可采用类固醇激素治疗。外科可以选择经皮腔内血管成形支架置入术（PTA）、解剖外旁路重建术。

下班时间

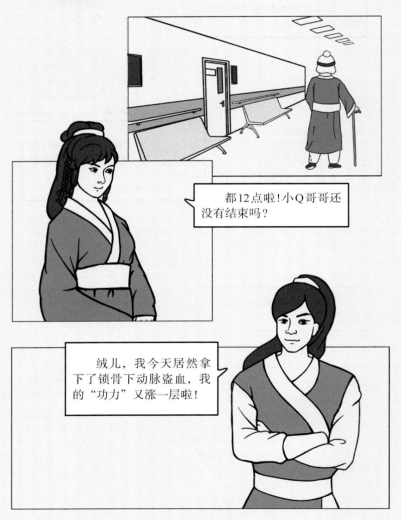

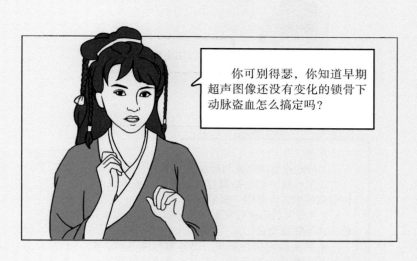

你可别得瑟，你知道早期超声图像还没有变化的锁骨下动脉盗血怎么搞定吗？

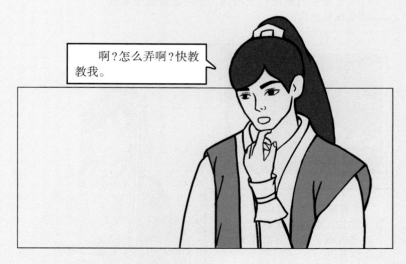

啊？怎么弄啊？快教教我。

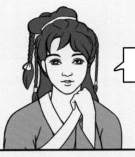

可以用束臂实验。

步骤：

1.分别测量两侧肱动脉血压。

2.在可疑一侧将袖带打气加压至收缩压以上，同时嘱咐患者反复用力握掌曲肘。

3.3分钟后迅速放气减压，一直连续观察椎动脉多普勒频谱变化。

束臂实验的阳性表现：迅速放气减压后，椎动脉反向血流速度增快，正向血流流速减慢或出现反向血流。

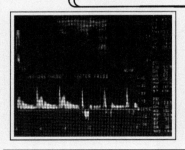

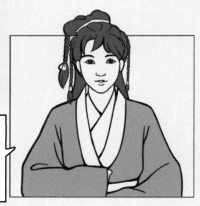

你看这张图，前面三个频谱是正常的，束臂实验后，后面三个频谱出现了部分型锁骨下动脉盗血的表现。

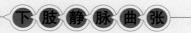

诸葛丞相腿上长蚯蚓了

下肢静脉曲张

丞相这是怎么了？

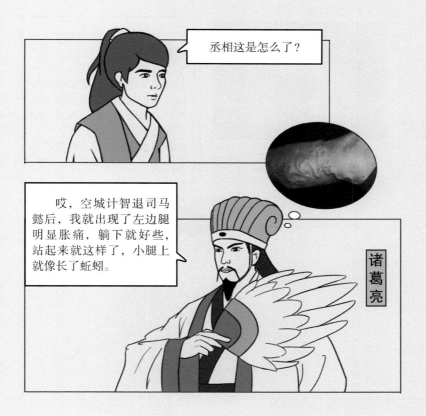

哎，空城计智退司马懿后，我就出现了左边腿明显胀痛，躺下就好些，站起来就这样了，小腿上就像长了蚯蚓。

诸葛亮

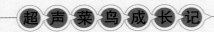
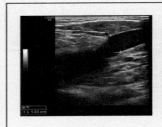

大隐静脉近段扩张

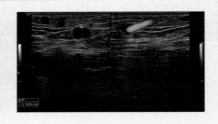

大隐静脉小腿段迂曲扩张

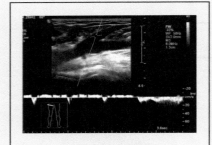

大隐静脉反流频谱

　　超声图上这些黑乎乎的管腔就是静脉，您的大隐静脉扩张，特别是小腿段更是迂曲扩张，增加腹压后，可看到管腔血流颜色变化，频谱可以看到大隐静脉瓣膜处血流反向流回大隐静脉内，反流时间＞2s。初步诊断您是大隐静脉瓣膜功能不全，下肢静脉曲张。

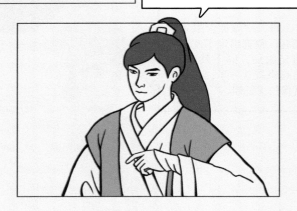

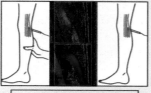

挤压前管腔内显示蓝色的血流，挤压远端后显示为反向的红色血流

一些患者呼吸配合差，还可以用挤压的方法来观察反流，医生一手握探头扫查要检查的下肢静脉，另一只手挤压被检肢体的远端，效果与增加腹压一样。

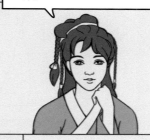

我这个下肢静脉曲张怎么导致的呢？

单纯性下肢静脉曲张分为大隐静脉曲张和小隐静脉曲张，我们先了解一下解剖结构。

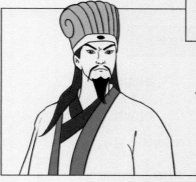

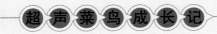

静脉血流方向与动脉相反，静脉血流是从身体末梢及各部位的小血管网、小静脉逐渐汇入大静脉，最后流回心脏，然后再到肺变成含氧量高的动脉血回到心脏，再由心脏射出，到身体各部位提供养分。各种静脉就像小溪、小河最后变成大江，流入大海，方向都是不变的。而控制血流不反向的关卡就是静脉瓣。

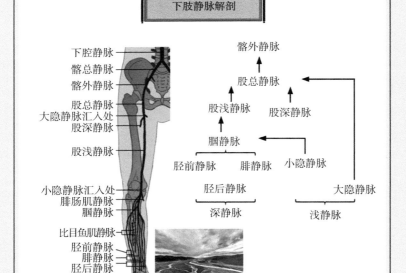

下肢静脉解剖

下腔静脉
髂总静脉
髂外静脉
股总静脉
大隐静脉汇入处
股深静脉
股浅静脉
小隐静脉汇入处
腓肠肌静脉
腘静脉
比目鱼肌静脉
胫前静脉
腓静脉
胫后静脉

髂外静脉
股总静脉
股浅静脉　股深静脉
腘静脉
胫前静脉　腓静脉　小隐静脉
胫后静脉　　　　　大隐静脉
深静脉　　　　　　浅静脉

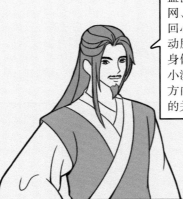

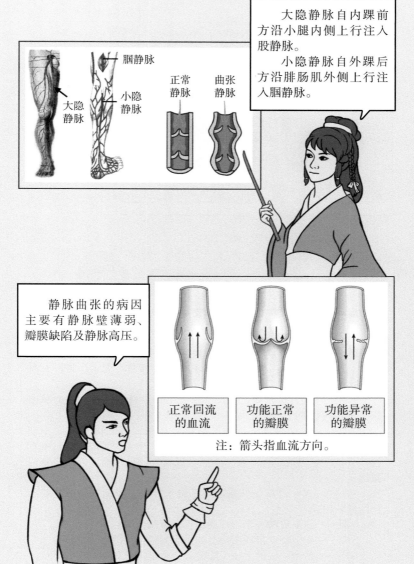

大隐静脉自内踝前方沿小腿内侧上行注入股静脉。

小隐静脉自外踝后方沿腓肠肌外侧上行注入腘静脉。

腘静脉

小隐静脉

大隐静脉

正常静脉

曲张静脉

静脉曲张的病因主要有静脉壁薄弱、瓣膜缺陷及静脉高压。

正常回流的血流

功能正常的瓣膜

功能异常的瓣膜

注：箭头指血流方向。

常见的诱因有：
1.长期重体力劳动。
2.长时间站立不动、下肢活动少。
3.合并有反复咳嗽、排尿困难、便秘、妊娠等各种引起腹腔压力增高的情况。

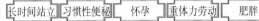

| 长时间站立 | 习惯性便秘 | 怀孕 | 重体力劳动 | 肥胖 |

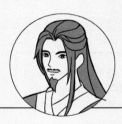

静脉曲张分为7期。

　　0期——症状轻，易被忽视。表现为腿酸胀、无力、腿肿、易抽筋。
　　1期——血管扩张期，表现为下肢毛细血管扩张、网状静脉曲张、蜘蛛网状静脉曲张。
　　2期——表现为皮下浅静脉持续性扩张，肉眼可见下肢出现"蚯蚓状"弯曲的血管。这个阶段的静脉曲张患者，可以不进行手术治疗，但一定要改正久站久坐、翘二郎腿等不良习惯，以减缓病情减缓发展速度。
　　3期——这一时期会开始出现下肢水肿等，伴随着局部皮肤瘙痒的症状出现。
　　4期——腿上皮肤开始出现湿疹、色素沉着等症状。
　　5期——腿上皮肤出现溃疡，如果保健得当，溃疡可以愈合。
　　6期——这个阶段的溃疡无法愈合，常常流淌脓水。

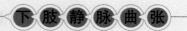

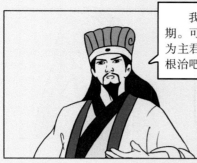

我这个应该属于2期。可是我还需要继续为主君效力，还是尽量根治吧！

是啊！静脉曲张一旦判断有可能发展，可以考虑早期微创手术，不但痛苦少、恢复快，复发率也小；但若病情发展到3期以后，手术效果就会大打折扣。若情况比较轻，不想手术，也可以坚持穿静脉曲张袜，缓解疾病进展。当然，如果是由于其他疾病继发的静脉曲张，首先要治疗原发病。

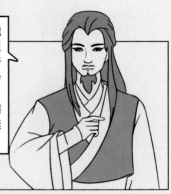

静脉曲张的主要并发症有哪些呢？

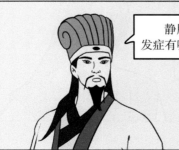

主要是：

1.血栓性浅静脉炎，腿部红肿、发热、疼痛。

2.溃疡形成，如局部破溃后引起难愈性溃疡，可继发感染。

3.破裂出血，曲张的静脉壁外伤易破裂，且出血难止住。

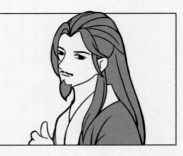

什么?血栓，听说血栓能导致肺栓塞啊，人马上就死了，抢救很困难。

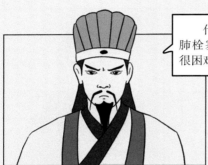

浅表性静脉血栓很少并发肺栓塞，除非有深静脉血栓形成。您放心，您是没有的，超声诊断下肢静脉血栓效果很好。

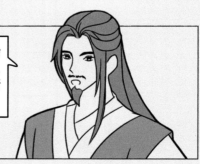

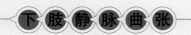
您看这个是浅静脉血栓的图，是不是看到黑乎乎的血管腔里有不规则的低回声。正常静脉探头一压就全压瘪了，而当管腔内有血栓时探头加压的整个官腔不能完全压瘪，而且彩超显示管腔内的血流没有充满整个管腔。

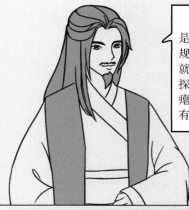

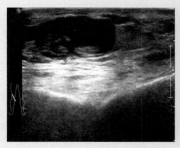

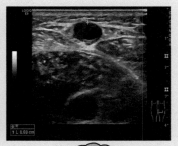

那这种病怎么预防呢？

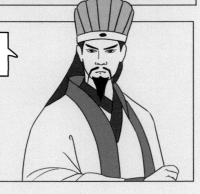

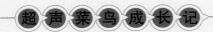

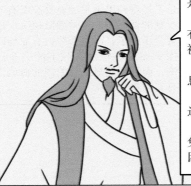

1.改善静脉功能最好的方法是长期穿静脉曲张袜。

2.其他增强静脉回流的方法有：小腿肌肉的主动收缩锻炼、被动挤压按摩等。

3.避免站立和久坐，卧床休息时适当垫高下肢。

4.避免增加腹压，不穿束缚过紧的衣裤，尽量避免高跟鞋。

5.均衡饮食，防止便秘，避免过度肥胖，积极治疗引起排尿困难和慢性咳嗽的原发病。

◇ 静脉曲张的预防 ◇

坐或站满一个小时就变换一下姿势，可抬抬脚，或是走动	少跷二郎腿	踢毽子	久站、久坐群体不妨穿保健型医用弹力袜	不要常穿紧身裤	避免穿高跟鞋

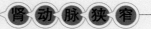

讳疾忌医的曹操

肾动脉狭窄

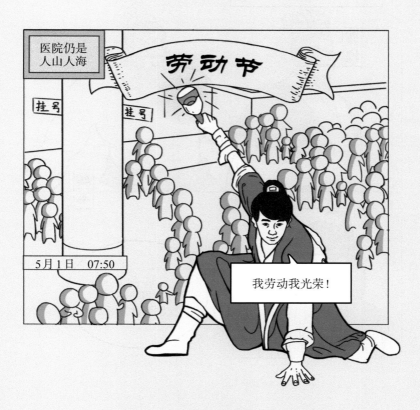

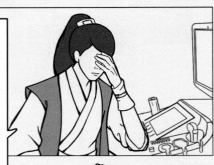

又是肾动脉检查，今儿已经是第6个了！肾动脉好难扫查啊！与患者胖瘦、肚子里的气体多少有太大关系，大家都不愿意干，好吧，我不入地狱谁入，谁让我是超声派里为数不多的男生呢！

曹操

典韦

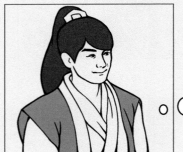

这是真的曹操和他的铁腕护卫典韦啊！

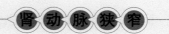

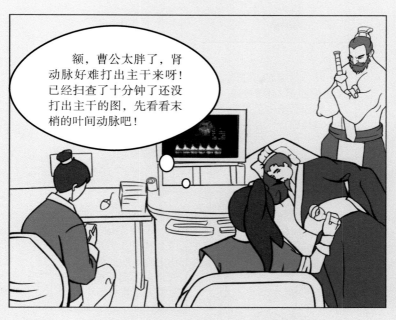

额，曹公太胖了，肾动脉好难打出主干来呀！已经扫查了十分钟了还没打出主干的图，先看看末梢的叶间动脉吧！

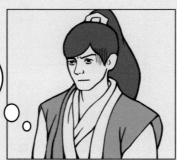

末梢的小动脉怎么显示不对啊？频谱多普勒显示的是狭窄下游的小慢波，那上游的主干动脉肯定有狭窄的地方。

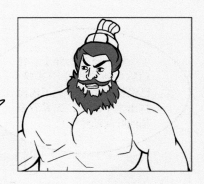

哎，打字的小子你怎么玩手机呀！还不好好干活，你要是给主公弄错了，小心我揍你！

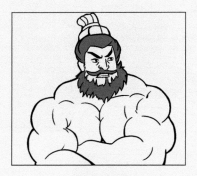

还有你这个大夫，怎么看这么半天了，还让主公不断地鼓肚子憋气，是不是故意的？你对主公有意见？

没有，抱歉，我确实是有点慢了。问题有点复杂，再给我点时间找找源头。

那个大夫是在看超声派中的通知，还请谅解。

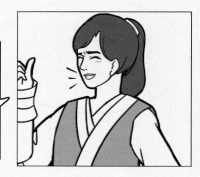

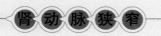

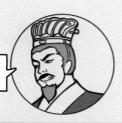

怎么复杂了？我的身体不可能有问题！

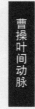

正常叶间动脉

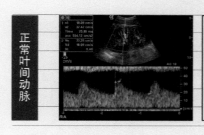

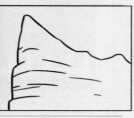

曹操叶间动脉

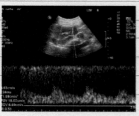

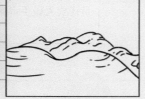

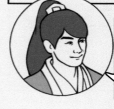

曹公，您看这个肾的末端叶间动脉，正常频谱应该像悬崖上升，而现在像小山丘，证明它的主干有重度狭窄。

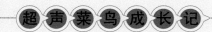

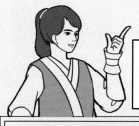

找到了，原来在起始段有狭窄，你看这个流速这么高。

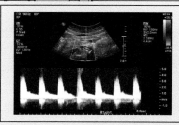

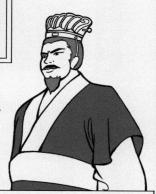

那我的治疗方式是不是还要去做手术啊？

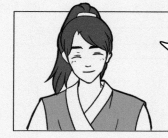

是呀！曹公，你知道呢！

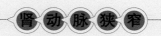

我能不知道嘛!说!到底是刘备还是孙权派你来谋杀我的?

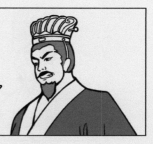

曹公, 不是的,我根本没见过他们啊!我说的都是真的啊!不信我请我们的专家来给您看吧!

慧大师

曹公, 请看, 这是肾动脉的起始段, 您看这个颜色是花色的, 也就是说这个地方的血流是湍流, 流速也很高, 362cm/s。为什么呢, 您知道河道突然变狭窄的地方是不是水流很湍急啊!

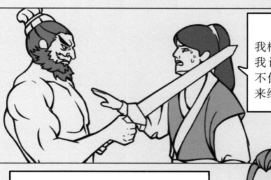

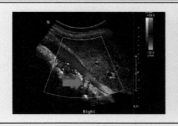
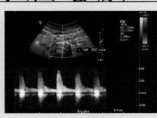

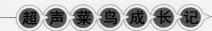

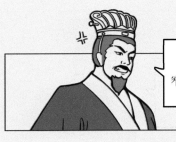

所以说是我的肾动脉狭窄了，我的肾不好了！

小Q，给曹公讲讲肾动脉狭窄的诊断标准。

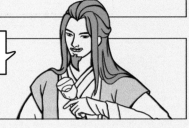

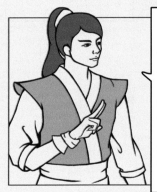

肾动脉内径减少≥60%：①肾动脉湍流处峰值流速≥180cm/s；②肾动脉与腹主动脉峰值流速比值≥3。

肾动脉内径减少≥70%：除上述外，还包括：①肾内动脉小慢波改变；②收缩早期加速时间≥0.07s。

肾动脉闭塞：①肾动脉主干管腔内既无血流信号也未能探测血流频谱；②肾内动脉小慢波。

为什么用超声进行肾动脉狭窄的筛查？

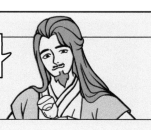

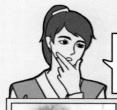

超声具有无创、价廉、无辐射、无副作用、设备普及率高、可重复检查等优点。

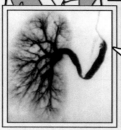

当然也有其他的检查方法，如计算机断层扫描血管造影（CTA）、磁共振血管造（MRA）、数字减影血管造影（DSA），但有一定的有创性，费用贵，偶尔可出现较严重的并发症等缺点。

什么样的患者需要做肾动脉的检查？

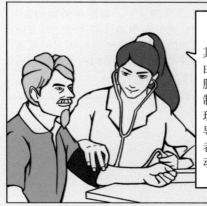

高血压是常见的老年疾病，其中5%～7%的老年高血压是由肾动脉狭窄性引起的，肾动脉狭窄性高血压药物治疗难以控制，需介入治疗，如果未及时发现，会引起病情进展迅速，最终导致肾衰竭，所以对于高血压患者，建议行肾动脉的检查除外肾动脉狭窄。

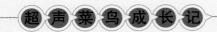

为什么会得肾动脉狭窄呢？

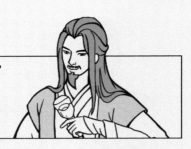

动脉粥样硬化进程

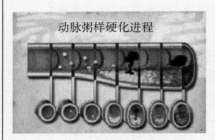

动脉炎

正常动脉

变化过程

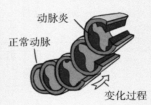

　　国内肾动脉狭窄的首位病因是动脉粥样硬化，其次是大动脉炎。随着年龄的增加，肾动脉狭窄病因分布中动脉粥样硬化所占的比例存在增加的趋势。在年龄≤40岁的患者中，大动脉炎是肾动脉狭窄的首位病因，其次是纤维肌性结构不良。

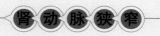
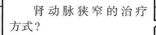

肾动脉狭窄的治疗方式？

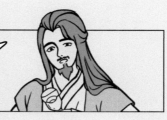

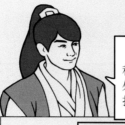

这张图显示的是肾动脉整个评估和处理流程，您这个看起来应该是动脉粥样硬化导致的，处理方式一般是在局麻下用球囊把狭窄的血管扩开并放血管支架。

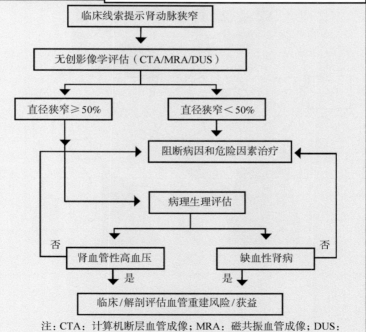

临床线索提示肾动脉狭窄

无创影像学评估（CTA/MRA/DUS）

直径狭窄≥50%　　直径狭窄＜50%

阻断病因和危险因素治疗

病理生理评估

否　　　　　　　　　　　　否

肾血管性高血压　　　　缺血性肾病

是　　　　是

临床/解剖评估血管重建风险/获益

注：CTA：计算机断层血管成像；MRA：磁共振血管成像；DUS：双功能超声。

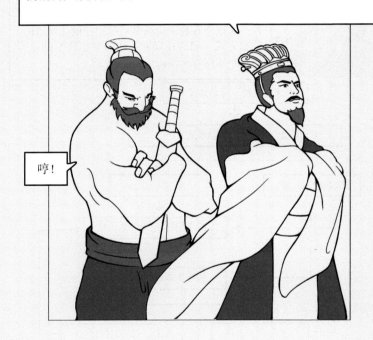

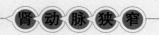

3个月后

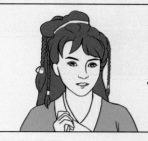

小Q哥哥，你知道曹操后来怎么样了吗？

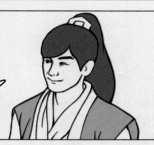

怎么样了？

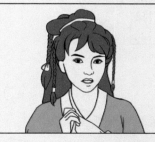

华佗看出来他不只是肾动脉有问题，大脑中动脉也有狭窄，所以他总是头疼，要给他做颅内手术，结果华佗被他杀了。

○ ○ ○ ○ ○ ○

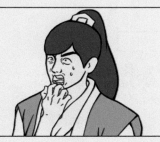

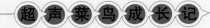

红孩儿晕倒了
室间隔缺损

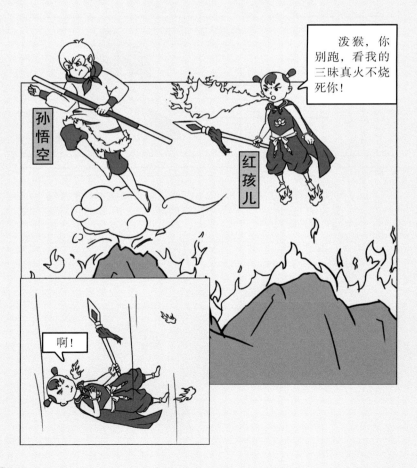

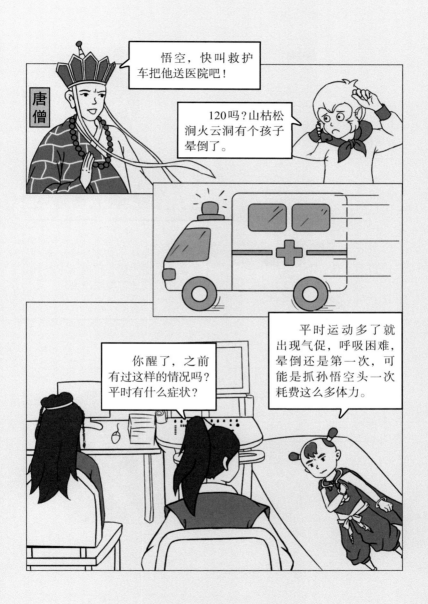

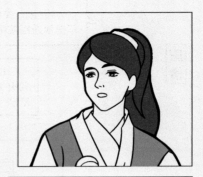

我们给你做个心脏超声看看。

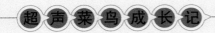

嗯，我从小就不长个，老中医说我心脏不好，可能活不过18岁，所以我才定要吃唐僧肉。

原来如此!难怪这么拼命……

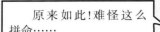

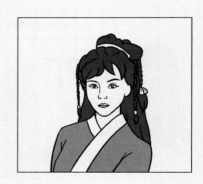

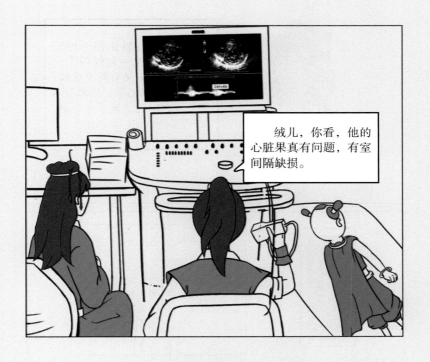

绒儿，你看，他的心脏果真有问题，有室间隔缺损。

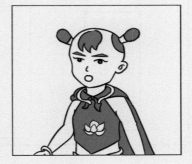

啊！什么是室间隔缺损？就是缺心眼儿吗？我这么聪明，怎么会缺心眼儿呢？

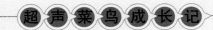
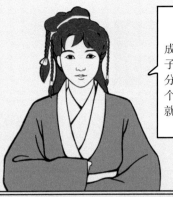

我们的心脏由四个腔组成，就像挨在一起的两个房子，每个房子又有两个房间，分别叫心房和心室，如果当两个心室之间的墙破了一个洞，就是室间隔缺损。

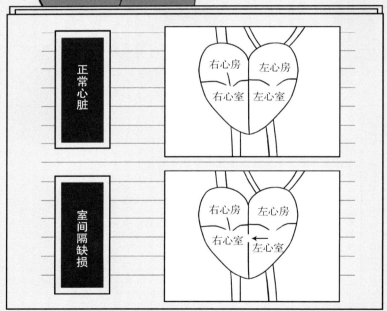

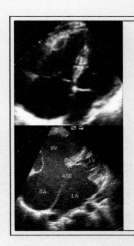
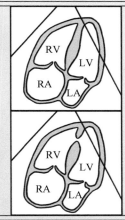

RV：右心室
RA：右心房
LV：左心室
LA：左心房
ASD：室间隔缺损

你这个超声图我怎么看不懂啊？

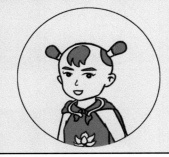

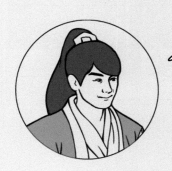

超声可以从各种切面和角度观察心脏，标准心脏四腔心切面与实际心脏的房室方向是相反的，超声图像的两个室在上面，两个房在下面。

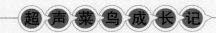

室间隔缺损多从心脏短轴和长轴两个切面进行观察。

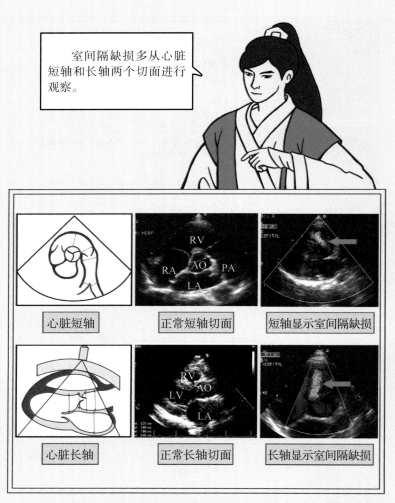

| 心脏短轴 | 正常短轴切面 | 短轴显示室间隔缺损 |
| 心脏长轴 | 正常长轴切面 | 长轴显示室间隔缺损 |

注：RV：右心室；RA：右心房；LV：左心室；LA：左心房；AO：主动脉；PA：主肺动脉。

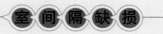

室间隔缺损大概分成三型，不同类型手术方式有差异，你的属于肌部室缺。

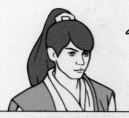

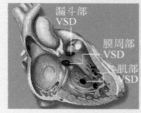

膜部室缺

漏斗部室缺

肌部室缺

是什么原因导致了先天性心脏病呢？

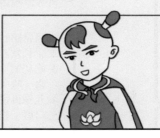

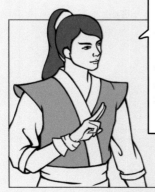

先天性心脏病发病原因很多，遗传因素仅占8%左右，而占92%的绝大多数则为环境因素造成，如妇女妊娠时服用药物、感染病毒、环境污染、射线辐射等都会使胎儿心脏发育异常。尤其妊娠前3个月感染风疹病毒，会使孩子患上先天性心脏病的风险急剧增加。

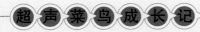

如何诊断先天性心脏病呢？

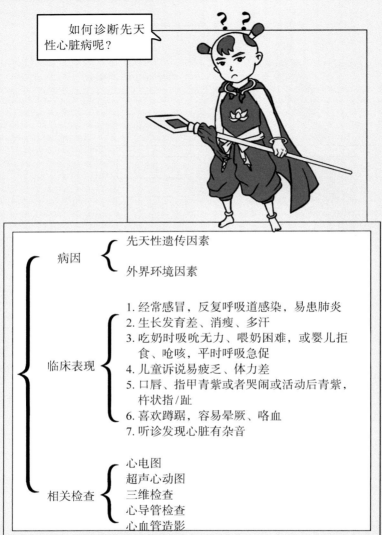

病因
{
先天性遗传因素

外界环境因素
}

临床表现
{
1. 经常感冒，反复呼吸道感染，易患肺炎
2. 生长发育差、消瘦、多汗
3. 吃奶时吸吮无力、喂奶困难，或婴儿拒食、呛咳，平时呼吸急促
4. 儿童诉说易疲乏、体力差
5. 口唇、指甲青紫或者哭闹或活动后青紫，杵状指／趾
6. 喜欢蹲踞，容易晕厥、咯血
7. 听诊发现心脏有杂音
}

相关检查
{
心电图
超声心动图
三维检查
心导管检查
心血管造影
}

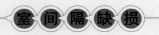

如何治疗呢？

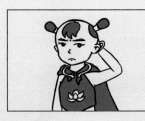

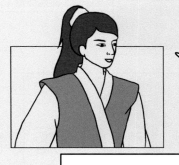

你这个不用非得吃唐僧肉，做个手术就行了。室间隔缺损首选介入手术治疗，内科治疗主要是防治感染性心内膜炎、肺部感染和心力衰竭。

我妈还想给我生个妹妹，那先天性心脏病如何预防呢？

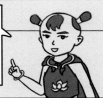

　　1.适龄婚育：医学已经证明，35岁以上的孕妇发生胎儿基因异常的风险明显增加。
　　2.准备要孩子前要做好心理、生理调节：如果准妈妈有吸烟、饮酒等习惯，最好至少在怀孕前半年就要停止。
　　3.加强对孕妇的保健：特别是在妊娠早期积极预防风疹、流感等。孕妇应尽量避免服用药物。
　　4.孕期尽量少接触射线、电磁辐射等不良环境因素。
　　5.孕期避免去高海拔地区旅游。

梁山好汉再遇难关

痛风

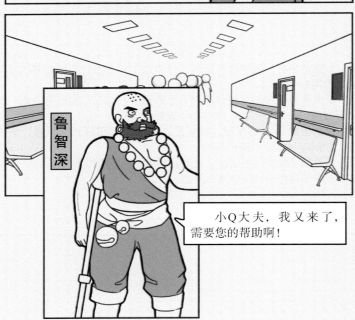

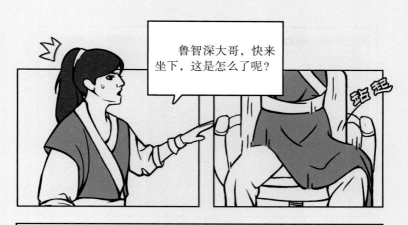

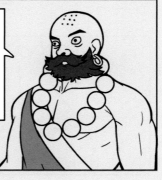

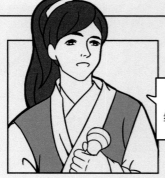

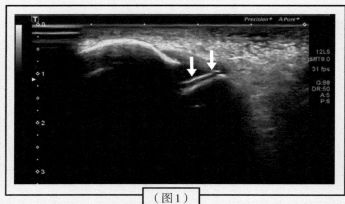

（图1）

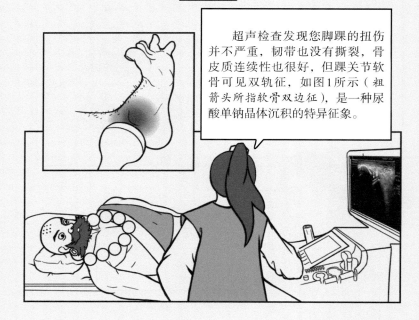

超声检查发现您脚踝的扭伤并不严重，韧带也没有撕裂，骨皮质连续性也很好，但踝关节软骨可见双轨征，如图1所示（粗箭头所指软骨双边征），是一种尿酸单钠晶体沉积的特异征象。

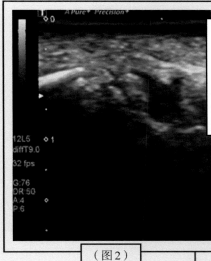

（图2）

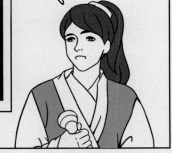

踝关节上可见点状结晶体如图2所示（细箭头所指踝关节结晶沉积），距骨的软骨表面也有结晶体沉积，这些都符合早期痛风性关节炎的特异性超声表现。

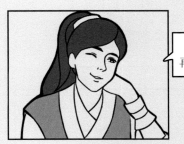

鲁智深大哥，建议您再去做一个尿酸检查吧。

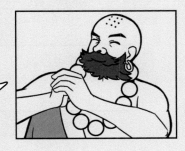

好的，小Q大夫。

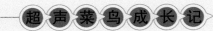

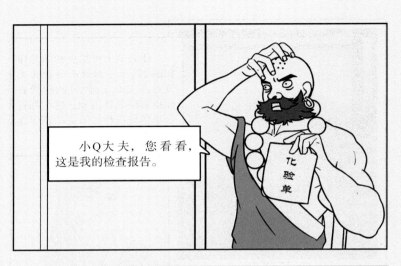

小Q大夫，您看看，这是我的检查报告。

报告显示血尿酸值很高，证实了超声诊断。看来鲁大哥您确实是得了痛风。

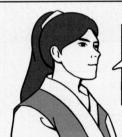

小Q大夫，这什么是痛风啊？真的是折腾死俺了！

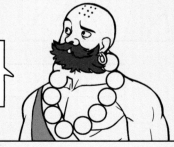

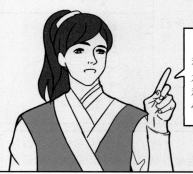

痛风是由于嘌呤代谢紊乱和/或尿酸排泄减少导致血尿酸水平升高，尿酸盐在关节腔内沉积形成尿酸结晶，引起关节炎症性病变。

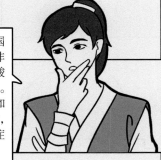

高尿酸血症是痛风发生的基础。国际上定义为：正常嘌呤饮食状态下，非同日两次空腹血尿酸水平：男性血尿酸＞420μmol/L，女性血尿酸＞360μmol/L。当血尿酸水平超过关节单钠尿酸盐饱和度而析出沉积于外周关节及周围组织时，称为痛风。没有痛风发作的高尿酸血症称为无症状高尿酸血症。

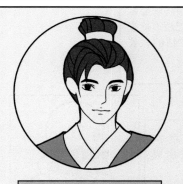

男性血尿酸＞420μmol/L

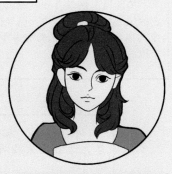

女性血尿酸＞360μmol/L

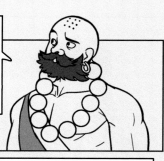

超声这么厉害。以前俺们梁山体检只给肚子做超声，没想到还能检查关节痛风。

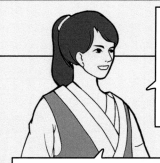

当然了，很多人不知道超声还能检查痛风。其实，在所有的影像手段中，超声是痛风诊断的最佳选择，既经济，诊断价值又高。超声对痛风、类风湿等风湿性疾病的诊断和疗效检测，已经得到国际风湿病专家的认可。

美国风湿病学会和欧洲风湿病联盟制定的风湿病诊断指南中，已经把超声检查作为风湿病诊断和治疗效果评估的重要手段。

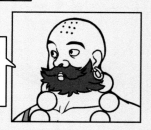

小Q大夫，那超声是怎么看出来我有痛风的呢？

有关痛风最重要的超声表现共有4点：双轨征、痛风石、聚集体（尿酸盐结晶沉积）、骨侵蚀。

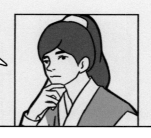

您看看：

左面这个是左侧膝关节外侧纵切探查所得正常关节声像图。

右面这个就是双轨征，来自一位有20余年痛风性关节炎病史的患者，右侧膝关节超声图表现为双轨征（向下箭头所示为关节软骨表面单钠尿酸盐结晶沉积形成的强回声带，向上箭头所示为骨皮质的强回声带）。

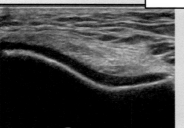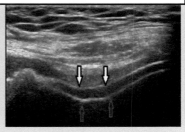

双轨征关节透明软骨表面异常的高回声带，与声波角度无关，规则或不规则，连续或间断，可与软骨界面征鉴别。双轨征是早期痛风最容易显示也是最灵敏的影像学征象。

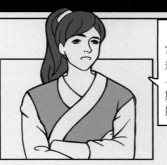

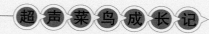

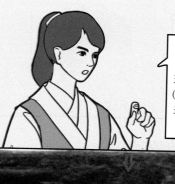

这个是痛风石的超声表现，位于右侧近端指间关节（箭头所示椭圆形稍低回声，边界清楚）。

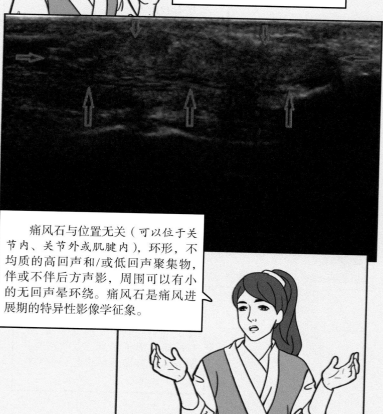

痛风石与位置无关（可以位于关节内、关节外或肌腱内），环形，不均质的高回声和/或低回声聚集物，伴或不伴后方声影，周围可以有小的无回声晕环绕。痛风石是痛风进展期的特异性影像学征象。

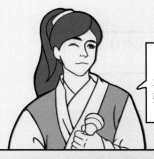

这个是聚集体的超声表现：右侧第一跖趾关节滑囊多发点状强回声（箭头所示）。

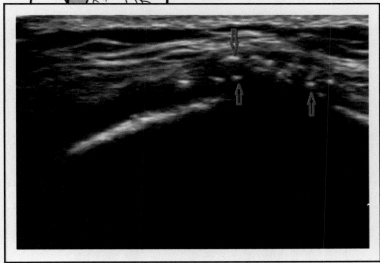

聚集体与位置无关（可以位于关节或肌腱内），为异质性的高回声灶，即使增益最小化或声波角度改变仍然保持高反射性，有时伴后方声影，又称"暴风雪"征。

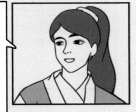

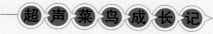

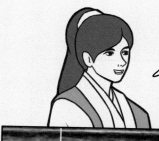

这个是骨侵蚀的超声表现。

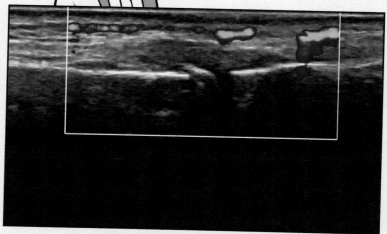

关节内和/或关节外骨表面连续性的中断，需经2个垂直平面证实。骨侵蚀并不是痛风的特异性表现，但却是痛风时皮质骨最重要的改变。

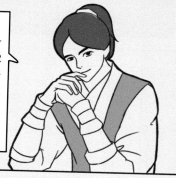

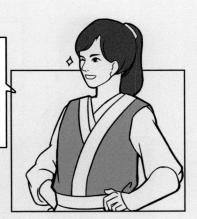

　　除这4点重要的超声表现外，有的还伴有关节积液和滑膜增厚，部分滑膜增厚伴有丰富血流信号。下面是这些表现的一些超声图。

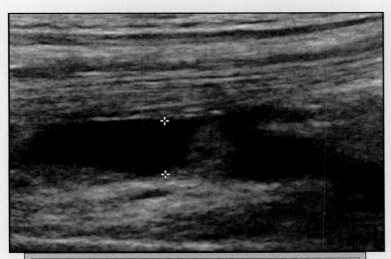

右侧膝关节髌上囊积液（"+"之间无回声区域）。

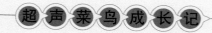

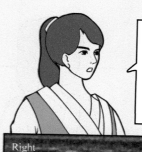

这是一位痛风性关节炎患者的超声声像图，表现为右侧腕关节滑膜增厚伴丰富血流信号（"+"之间为低回声增厚的滑膜伴丰富血流信号）。

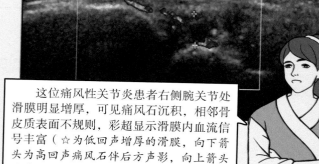

这位痛风性关节炎患者右侧腕关节处滑膜明显增厚，可见痛风石沉积，相邻骨皮质表面不规则，彩超显示滑膜内血流信号丰富（☆为低回声增厚的滑膜，向下箭头为高回声痛风石伴后方声影，向上箭头为骨皮质表面不规则伴可以连续性中断）。

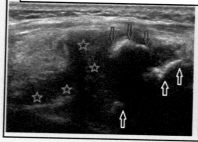

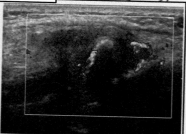

随着我们科技的发展，目前我们还有"高频超声（HFUS）结合萤火虫技术"，在检测微结晶上具有较高的敏感性，可以较为完整地显示微结晶随体积变化所表现的不同征象。此技术可以检测到体积更小的普通超声检测不到的微晶体，对于早期发现痛风有很高的诊断价值，而且图像质量明显优于普通二维超声。

这两个图箭头示超声萤火虫技术可以很清晰检出结晶强回声。

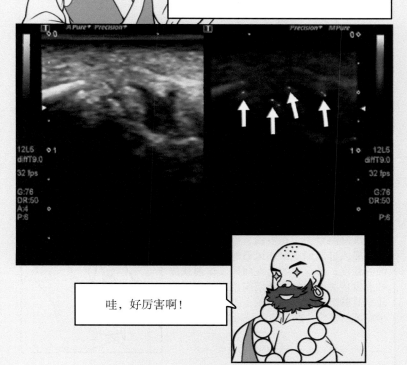

哇，好厉害啊！

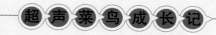

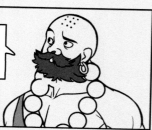

小Q大夫，是不是只有超声能检查痛风呢？

当然不是。不过超声是诊断痛风的一个最佳检查方式，痛风的诊断还有关节穿刺（有创检查、成功率低）、双源CT（敏感性高、价格高、有放射线风险）、X线（早期诊断价值不大）等多种诊断方法。

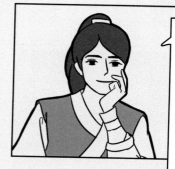

超声检查价格低廉、无创伤、无辐射、分辨率高、可重复性强。痛风发作期能准确测量关节积液量、增生滑膜的厚度；痛风进展期观察痛风石的部位和骨侵蚀的程度；最重要的是在痛风发作前就能敏感发现关节内和关节周围软组织内尿酸盐结晶的沉积，早期干预，可以避免或减少痛风的发作。所以超声是最好的选择！

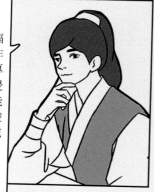

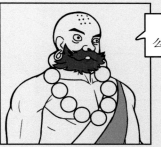

小Q大夫，那我该怎么办呢？

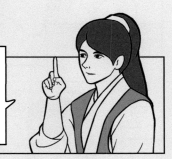

痛风发作期应减少活动，注意休息，多饮水排尿，抬高患肢。可局部冰敷，降低局部温度，缓解关节红肿热痛。

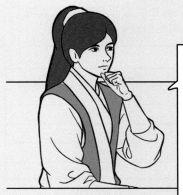

急性期可选用非甾体抗炎药（NSAIDs）、秋水仙碱和糖皮质激素。单纯的饮食控制不能替代降尿酸药物治疗，建议有痛风石、存在痛风引起的关节损伤、痛风发作频繁（超过2次/年）的患者进行降尿酸治疗。降尿酸药物包括别嘌醇、苯溴马隆、非布司他等，使血尿酸水平长期控制在360μmol/L以下，不低于180μmol/L，可减少痛风发作，防治并发症。同时检查尿常规、肾功能、肾脏超声，防止肾脏损害。

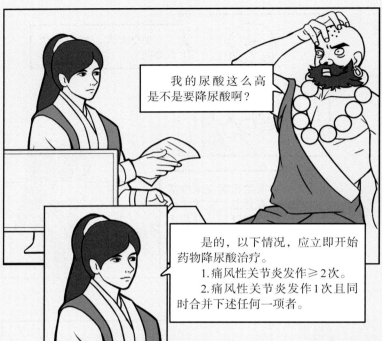

我的尿酸这么高是不是要降尿酸啊？

是的，以下情况，应立即开始药物降尿酸治疗。
1.痛风性关节炎发作≥2次。
2.痛风性关节炎发作1次且同时合并下述任何一项者。

年龄＜40岁	糖耐量异常/糖尿病
血尿酸≥480μmol/L	血脂紊乱
有痛风石/关节腔尿酸盐沉积证据	肥胖
尿酸性肾石症	冠心病
肾功能损害	卒中
高血压	心功能不全

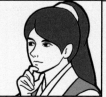

所以根据您的检测报告，应该是要开始药物降尿酸。

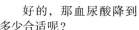

好的，那血尿酸降到多少合适呢？

您的情况是降到360μmol/L以下就可以了，你可以参照下面这个表里的一般患者。

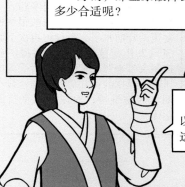

症状	血尿酸目标	后期治疗
·一般患者	＜360μmol/L	长期维持
·痛风石 ·慢性痛风性关节炎 ·痛风性关节炎频繁发作	＜300μmol/L	·痛风石完全溶解 ·关节炎频繁发作症状改善 ·目标：同一般患者 ·长期维持

血尿酸控制正常后，就不用吃药啦？

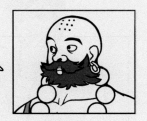

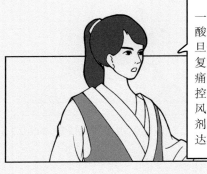

不行!痛风患者降尿酸治疗是一个长程、达标的过程,虽然血尿酸水平降至正常,但不能停药。一旦停用降尿酸药物,血尿酸很快恢复至治疗前水平,不仅可再次引起痛风发作,且血尿酸长期得不到控制会带来肾脏和心脑血管受累的风险。降尿酸治疗总原则是:最小剂量药物维持,血尿酸水平持续达标。

那我后续还需要继续来做超声检查吗?

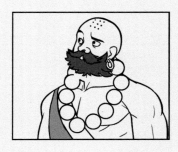

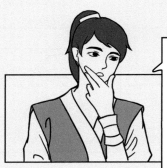

当然啦!您后续必须来做超声检查来评估您的治疗效果。超声可以动态观察关节尿酸盐结晶、关节软骨双轨征、关节积液、滑膜增厚、肌腱周围强回声等在治疗前后的变化,作为判断痛风治疗效果的一项重要依据。

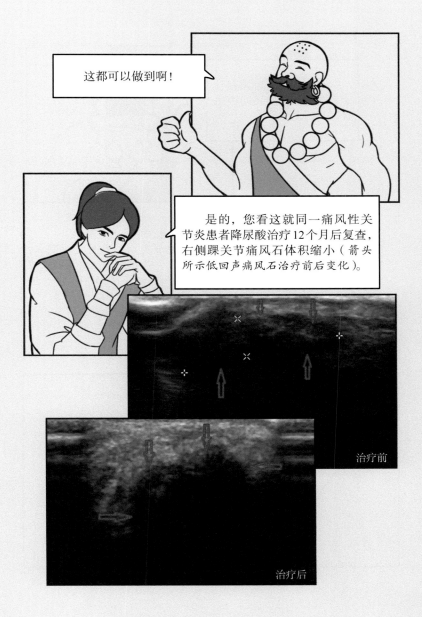

这都可以做到啊!

是的,您看这就同一痛风性关节炎患者降尿酸治疗12个月后复查,右侧踝关节痛风石体积缩小(箭头所示低回声痛风石治疗前后变化)。

治疗前

治疗后

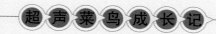

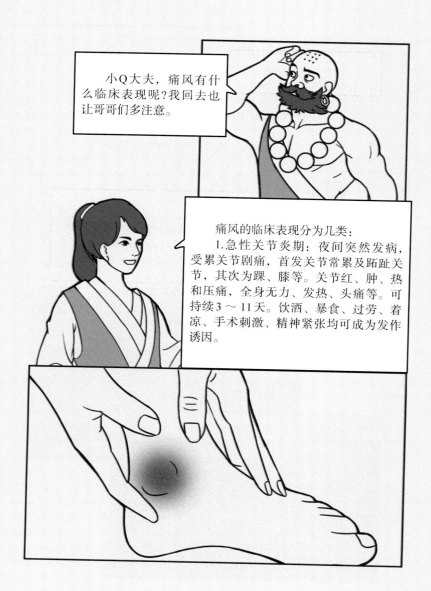

小Q大夫，痛风有什么临床表现呢？我回去也让哥哥们多注意。

痛风的临床表现分为几类：

1.急性关节炎期：夜间突然发病，受累关节剧痛，首发关节常累及跖趾关节，其次为踝、膝等。关节红、肿、热和压痛，全身无力、发热、头痛等。可持续3～11天。饮酒、暴食、过劳、着凉、手术刺激、精神紧张均可成为发作诱因。

2.间歇期：为数月或数年，随病情反复发作，间期变短、病期延长、病变关节增多，渐转成慢性关节炎。

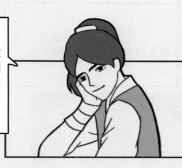

3.慢性关节炎期：由急性发病转为慢性关节炎期，平均11年，关节出现僵硬畸形、运动受限。30%左右患者可见痛风石和发生肾脏合并症，以及输尿管结石等。晚期有高血压、肾和脑动脉硬化、心肌梗死。少数患者死于肾衰竭和心血管意外。

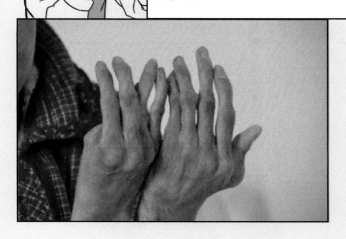

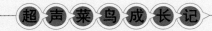

4.痛风石：这也是最容易被人们忽略的，耳郭痛风石。

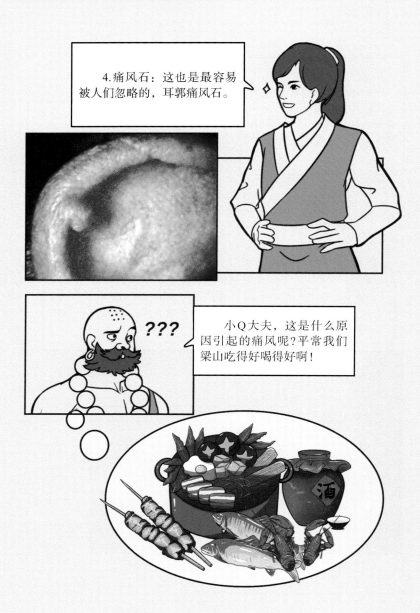

小Q大夫，这是什么原因引起的痛风呢？平常我们梁山吃得好喝得好啊！

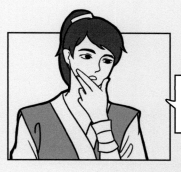

您们梁山伙食好是众所周知的，所以应该是饮食引起的。

随着生活方式改变，痛风逐渐呈现年轻化趋势。常在春、秋季发病，多见于40～50岁男性，女性多于更年期后发病。主要的诱因有：饮酒、暴食、着凉、关节损伤、药物和疾病、降尿酸药、感染、疲劳及作息紊乱、急性肾衰竭。

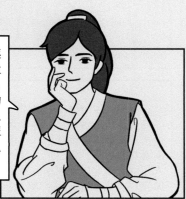

当然也有一些高危人群。包括：肥胖、家族史、高嘌呤饮食、糖尿病、高血压、冠心病、高脂血症等。

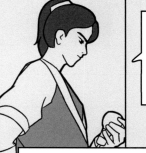

看来还是因为我们经常喝酒吃海鲜啊！我回去得多提醒哥哥们。

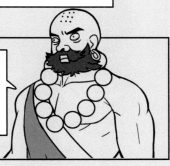

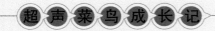

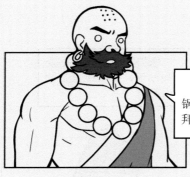

等等!那我最爱的火锅是不是以后要跟我说拜拜了?

当然不是啦!嘌呤可溶于水,嘌呤含量高的食物,如牛羊肉等经过烹煮,其内的嘌呤融入汤中,再涮煮其他食材,将会把大量嘌呤摄入体内,因此进食火锅后易出现痛风发作。当然也不是"绝缘"了,但要有选择性地吃。

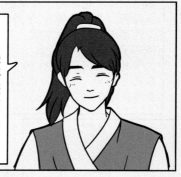

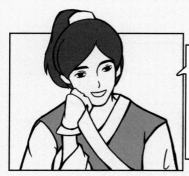

想吃火锅选择食材一定需注意!红油、辣汤、肉汤等汤底含有大量的调味料及高汤等,嘌呤含量很高,建议选择菌汤、西红柿汤、清汤等汤底。

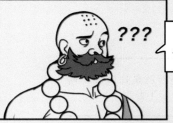

小Q大夫，我到底该吃点儿啥呢？

您需要多吃低嘌呤食物，有这些：

绝大部分蔬菜

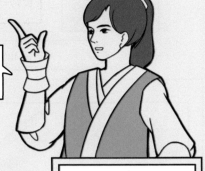

紫菜、蘑菇、菜花、芦笋、四季豆等。近年研究表明，这些蔬菜并不会增加血尿酸及痛风的发病率。

豆和豆制品

豆子、豆干属于中嘌呤食物，但研究表明，豆类可导致血尿酸合成增加，但也含有促尿酸排泄物质，可根据个人情况酌情选用。

醋、酸奶

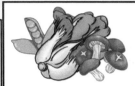

虽然这些口感是酸的，但消化后呈弱碱性，属于碱性食品，可减少尿酸重吸收，增加尿酸排泄。

牛奶

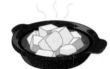

尤其是脱脂牛奶，嘌呤和脂质含量低，富含蛋白质，痛风患者适合饮用。

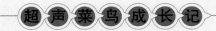

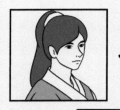

还有就是这些高嘌呤食物一定不要吃了！

海产品和鱼类

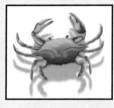
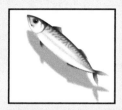
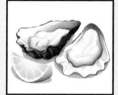

　　基本所有海产品和鱼类都属于中高嘌呤食物，一些嘌呤含量超高，如凤尾鱼、沙丁鱼、鲢鱼、鲭鱼、白鲳鱼、白带鱼、鲨鱼、武昌鱼、黑鱼、三文鱼、草虾、虾米、虾皮、皮皮虾、蟹黄及牡蛎、扇贝等贝类食物，应尽量避免食用。但有些如虾、蟹、鳗鱼、鲤鱼、草鱼、秋刀鱼、鲍鱼等属于中嘌呤食物，可根据尿酸及痛风发作情况少量食用。

动物内脏

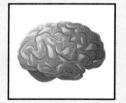
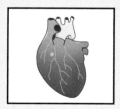

　　如脑、肝、肾、心等，要慎食。

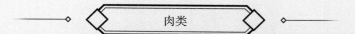

肉类

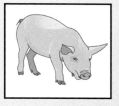 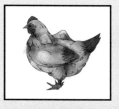 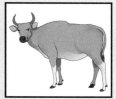

猪肉、牛肉、羊肉、鸡肉、鸭肉等食物，而小牛肉、羊羔肉、乳猪的嘌呤含量超高，应避免食用。

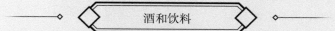

酒和饮料

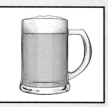 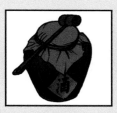 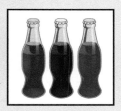

酒精（尤其啤酒）影响嘌呤代谢，导致血尿酸水平升高；富含高果糖浆的饮料也会导致血尿酸升高，应避免饮用。

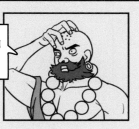

啧！看来还是当真和尚健康啊！

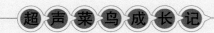

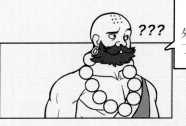

小Q大夫，除吃的之外，应该没什么别的要求了吧？

最重要的就是调整生活方式，健康饮食，限制饮酒，坚持有氧运动，如快走、慢跑，每周运动5次以上，控制体重可有效预防痛风发作。每日饮水量2000～3000ml，增加尿酸排泄。

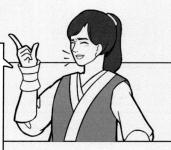

好的，我以后要多加注意了。回去也告诉兄弟们，可别大吃大喝了。

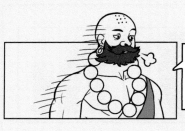

嗯，咱们生活越来越好，也要注意健康饮食，希望您早日康复。

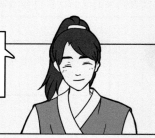